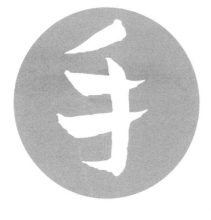

能生巧

练习动手
快乐写字

吴端文　陈韵如　著

U0251433

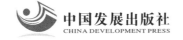

中国发展出版社
CHINA DEVELOPMENT PRESS

图书在版编目（CIP）数据

手能生巧：练习动手 快乐写字 / 吴端文，陈韵如著.—北京：
中国发展出版社，2023.8

ISBN 978-7-5177-1377-7

Ⅰ.①手… Ⅱ.①吴… ②陈… Ⅲ.①儿童—手—健身运动②汉字—硬笔书
法—儿童读物 Ⅳ.①R179 ②J292.12-49

中国国家版本馆CIP数据核字（2023）第101255号

版权贸易合同登记号 图字：01-2014-4625

书　　　　名：手能生巧：练习动手 快乐写字
著作责任者：吴端文 陈韵如
责 任 编 辑：杜 君 龚 雪
出 版 发 行：中国发展出版社
联 系 地 址：北京经济技术开发区荣华中路22号亦城财富中心1号楼8层（100176）
标 准 书 号：ISBN 978-7-5177-1377-7
经 销 者：各地新华书店
印 刷 者：北京博海升彩色印刷有限公司
开 　 　本：720mm×960mm 1/16
印 　 　张：16.5
字 　 　数：230千字
版 　 　次：2023年8月第1版
印 　 　次：2023年8月第1次印刷
定 　 　价：40.00元

联 系 电 话：（010）68990642 68360970
购 书 热 线：（010）68990682 68990686
网 络 订 购：http://zgfzcbs.tmall.com
网 购 电 话：（010）68990639 88333349
本 社 网 址：http://www.develpress.com
电 子 邮 件：fazhanreader@163.com

推荐序

　　人类的动作大致可分为"粗动作"和"精细动作"两大部分。双手一直是我们执行精细动作、学习与探索环境最重要的工具。婴儿从简单的抓握，渐渐发展到操作玩具、涂鸦、写字、使用剪刀、自行穿衣、系鞋带、打球、做游戏等，手功能的发展在其课业学习、日常生活、体能活动中扮演着决定性的角色。

　　在注重执笔考试作为学习成绩评量的台湾，孩子的写字技巧差、写字速度太慢或字迹太潦草，经常会影响到孩子的课业表现与自信心。父母、师长大都会要求孩子多练习写字，甚至用罚写的方式希望增进孩子写字的技巧和速度，却往往忽略了孩子"动作能力发展"的整体考虑，大大影响了其学习效果。其实，职能治疗师可以提供对孩子相关精细动作的评估、咨询及矫正技巧，让孩子可以轻松愉快地学写字。

　　孩子的动作能力要在神经系统的整体发育成熟后，才能充分发挥功能。由头到脚，由肢体近端到远程，由粗动作到细动作等发展，都有一定的程序。其中，实时的感觉输入与统合尤其重要，包括：触觉、本体感觉、运动觉、平衡觉及视觉，等等。指导孩子练习写字以前，我们必须先了解孩子各阶段动作能力发展的情况，才能针对他们各方面个别的缺失加以有效的训练。

　　吴端文治疗师和本人是三十年挚友，她是一位聪颖、细致的学者，也是儿童复健的好老师。自台湾大学医学院复健医学系职能治疗组毕业后，她全身心投入台大医院儿童心理卫生中心工作团队，为存在身心发展障碍的儿童服务，后来更远赴美国著名的南加州大学研究所，钻研儿童感觉统合异常的治疗。毕业返台后，除了继续从事专业服务外，她还在长庚大学职能治疗学系及临床行为科学研究所担任教职。

　　她以多年的实务经验，完整介绍儿童动作发展的过程、感觉统合的概念，并且详细指引如何借着各种轻松有效的活动，促进孩子神经系统与手功能的发展，让每个孩

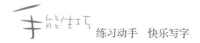

子都能拥有良好的操作表现，轻轻松松地写好字。

　　这本书，不仅理论与实际并重，并且图文并茂、深入浅出，任何人都可以看懂。这本书适合家长、老师、一般民众阅读，也可以作为儿童教育、儿童心理、儿童复健等相关工作者的参考书。

　　这是一本好书，请大家告诉需要的人。

长庚纪念医院桃园分院院长

黄美涓

自序

越来越常听到妈妈们抱怨，孩子写功课很慢、字迹潦草、写一行字就手酸喊累且排斥书写作业，同时他们日常生活中常有翻杯洒水，吃饭时汤匙或筷子拿不稳，饭粒洒满桌，不会绑鞋带，不穿有扣子的衣服等问题。其实这些问题皆因手功能发展得不成熟。

学习有困难的儿童，90%～98%有精细动作方面的问题，他们写字很缓慢，很潦草，经常排斥书写作业。

写字是一个重要的功能性技巧，每一个小学生在一天中必须花许多时间在书写上。"孩子写字潦草，考卷无法辨认，写字很慢又很吃力，甚至于考卷来不及写完，精细动作又很差，我该怎么教他，做些什么训练可以改善呢？"每当面对焦虑的妈妈或是热心的老师问这样的问题，儿童职能治疗师都会不厌其烦地仔细说明障碍问题及示范活动。但是妈妈们或老师们都会在听完之后问治疗师："老师，你所说的我怕会忘了，有没有一本书可以参照，我带小朋友练习时会更明白练习的重点。"因应以上的状况及需求，本书诞生了！

本书将介绍影响手功能及书写技巧的要素，各种促进手功能的活动，了解握笔发展的阶段、手指握笔的各种方式及促进成熟握笔的治疗方案。此外，在高雄市盐埕小学陈启文、陈香吟老师的热心协助下，本书也提供了详细的教学活动设计，说明如何将职能治疗师建议的手功能活动融合至教学活动中。

要说明的是，儿童在职能治疗之外仍需要有其他的练习机会；职能治疗师可以判断导致儿童写字困难的因素，继而提供矫治建议，协助老师设计有助于儿童精细动作及写字发展的教室活动，增加儿童在日常生活中练习的机会。因此，此书并非一本取代职能治疗服务的治疗指导手册，我们希望能为家长及老师提供教学上的参考方向，

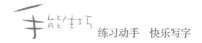

练习动手　快乐写字

将写字所需要的动作技巧训练概念，转换成让老师甚至家长易于理解的语言。当发现儿童有书写困难或动作协调障碍时，我们希望能在教育、治疗及主要照顾者三方之间迅速搭起桥梁，通过治疗师评估主要问题，依照其评估、建议及个案进步之情形，选择所需要的训练方式或代偿策略。

目录

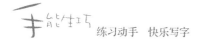练习动手　快乐写字

附●录 特殊教育教案（合并增进手功能的活动）

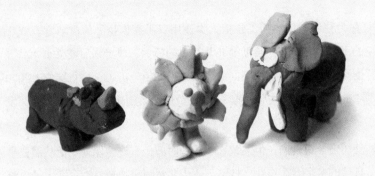

第一章

手功能发展
与写字技巧

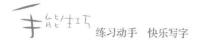

一、手功能与书写技巧

手功能（又可称为精细动作技巧）是指人类使用双手操作物品的灵巧度。双手是学习及探索环境的重要工具之一，帮助婴儿从简单的抓握、放置物品或丢小物品等简单的手部动作，渐渐发展到可以操作不同的玩具、使用铅笔剪刀、自行穿衣、扣扣子、系鞋带等。手功能的发展在儿童课业学习、日常生活及与同伴互动游戏等方面发挥着重要作用。

尽管计算机的使用已非常普遍，但儿童在学校的时间仍有许多课程及活动需要书写能力，例如：写自己的名字、写作业、抄笔记。当儿童写字技巧差、写字太慢或潦草时，将会影响儿童的学业表现及自信心。

Benbow（1999）认为孩子可以分成三类：

（1）有些小孩，自然而然就可以轻松学会写字；

（2）有些小孩，无论怎么指导，仍然很难学会写字的技巧；

（3）介于这两极端之间的大部分小孩，可以在适当的指导下修正错误及学习正确的写字技巧。

对于后两类的小朋友，我们需要去发展适合的治疗方法或代偿的技巧，来协助其获得功能性的写字技巧，使他们可以轻松愉快地学写字。职能治疗师可以提供相关的精细动作的评估、咨询及矫正技巧。本书将会讨论这些精细动作困难、感觉及知觉缺陷的原因，至于有关语言构成的部分，如填字、造句等问题，则不在讨论的范围。

▌二、书写困难的原因

写字是一个复杂的知觉与动作处理过程，所需要的能力包括稳定的姿势控制及平衡能力，并借着良好的眼球控制能力、手眼协调能力、视知觉、记忆力来学习字的形状、位置及笔画长短。

儿童写字困难及精细动作发展较慢的原因包括不正常的肌肉张力，神经肌肉疾病所造成的躯干或上肢无力，感觉统合障碍所造成的动作运用障碍、发展迟缓、经验不足。若老师与家长发现儿童手指灵巧度不够，操作玩具物品经常掉落，写字画图肌肉紧绷，执笔姿势怪异，用力太重或太轻，字常写得太小或挤向格子的一边或超出格子外，头常在写字或绘图时偏向一侧，有时候需要转动纸张的角度来绘图，不善于劳作，空间概念差，不喜欢折纸、穿珠、拼图、走迷宫等活动时，应请儿童职能治疗师评估其动作发展、感觉及知觉能力，以改善其精细动作能力，并克服书写困难。

▌三、儿童精细动作发展

儿童的手功能在两岁前发展最为快速，其原因包括躯干控制及肩膀附近肌肉关节控制能力加强，而感觉辨识能力及视知觉能力的发展也使得儿童可以操作各种玩具及学习日常生活自理能力，表1-1是儿童的精细动作发展阶段，可据此了解儿童手功能发展状况，并在此基础上制定手功能发展目标及训练活动内容。

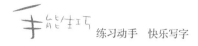

练习动手　快乐写字

表1-1　儿童精细动作发展

年龄	发展阶段	年龄	发展阶段
0~1个月	1.短暂地凝视物品 2.眼球上下及左右移动 3.抓握反射，短暂地抓握	8~9个月	1.可依物体重量大小调整抓握力量 2.自主性地丢及放开物体 3.使用食指来触碰物品
1~2个月	1.眼球有转圈的动作 2.对于环境有视觉反应	9~10个月	1.会模仿简单动作，例如：吐舌头 2.会撕纸（使用拇指及食指指腹而非利用整个手掌） 3.拍手
2~3个月	1.对于声音有视觉反应 2.可维持较长时间的抓握 3.可在胸前玩自己的手 4.会伸手去玩物品或玩具	11~12个月	1.会翻书，推玩小汽车 2.套圈圈
3~4个月	1.会手掌抓握 2.手会抓物体放入口中 3.会玩手中的物品 4.眼睛与头部向左或向右转动的追视反应	12~17个月	1.有功能性地翻转手 2.可以叠高三个积木 3.自主性地涂鸦 4.会转开瓶盖
4~5个月	1.伸手拿物品的反应进步 2.会双手一起伸出抓握物品 3.大拇指有部分对掌的能力		
5~6个月	1.头与眼睛向上或向下转动的追视能力 2.会注视涂鸦的笔记 3.使用前三指的抓握 4.敲打玩具 5.会依物品大小调整手的动作 6.可抓握有柄的杯子	17~18个月	1.可将物品放入横向的洞 2.可穿一个珠珠 3.可画由上而下的直线
6~7个月	1.大拇指对掌的动作 2.手和头可做不同方向的动作 3.可过中线*去拿对侧的物品 4.可将积木由一手放到另一手	18~24个月	1.建立惯用手 2.用非惯用手当作辅助手 3.可模仿折纸 4.可穿三个珠珠 5.会上下左右涂画圈圈 6.会叠五个木块
7~8个月	1.手中可抓握两个物品 2.可观察出较喜欢使用右手或左手 3.喜欢用手和口去探索各种物品		

004

（续表）

年龄	发展阶段	年龄	发展阶段
24~36个月	1.可以使用小剪刀但不一定用得好 2.可以画一个叉叉 3.可以叠九个积木 4.可以接住一个大球 5.特定的活动有较习惯使用的手	4~5岁	1.可仿画菱形 2.大拇指压揉中指后迅速弹开发出响声（snap finger） 3.可画出人的七个部分 4.可在线内涂色 5.写简单的字
3~4岁	1.模仿画一个方块和圆圈 2.模仿画十字 3.可画出人的头和另一个身体部位 4.可依方向涂色 5.会打平结 6.会玩拼装积木		

*中线是指以身体为中心的一条纵向假想线。

资料来源：*Berry，K.E.*（*1999*）. *Fine Motor Skils in The Classroom，p12-24*。

四、何时开始让儿童学习写字

何时开始训练儿童写字是一个备受争议的问题。影响幼儿写字准备的因素包括儿童本身动作发展、语言认知发展与兴趣等，有些儿童在4岁时即准备好可以写字，而有些儿童则可能到了6岁还没准备好开始写字。若儿童还未准备好便开始学习写字，容易使其产生挫折感并可能建立不当的写字或握笔姿势；若不当的姿势持续到二年级，则很难矫正。

莱姆（Lamme，1979）曾提出六项"书写前技巧"，包括：

（1）小肌肉的动作发展成熟；

（2）手眼协调能力；

（3）握玩具和器具的技巧；

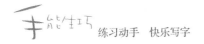

（4）基本笔画的流畅；

（5）视知觉的成熟，包括分辨图形的异同；

（6）简单的阅读能力。

当儿童具备此六项"书写前技巧"时，则可以开始指导儿童学习正确的书写技巧。若儿童"书写前技巧"的准备仍不足，但对书写或画图非常有兴趣时，仍可布置一些文字环境，例如贴大的海报纸及简单的动物图形，让儿童在自然环境中探索和学习；多提供模仿成人书写行为的机会，准备儿童用的小书桌或图画桌，以及不同的写字画图用具：纸、铅笔、彩色笔、蜡笔、卡片、杂志，让儿童在纸上表达、涂鸦、仿画，而画图是写字前的必备能力，鼓励孩子多画图，则写字的基础能力也得以加强，将来写字也就水到渠成。当小朋友的手眼协调能力及小肌肉发展已稍微成熟，且可以准确地画出基本的九个图形，包括垂直线、水平线、圆圈、十字、右斜线、正方形、左斜线、交叉线与三角形时，就表示此时孩子已经具有"书写前技巧"了。

本书中许多活动皆可协助一般儿童或发展障碍儿童学习"书写前技巧"，对于某些发展障碍的儿童，可以使用计算机或其他沟通辅具来代替书写，代偿策略可提升其对书写或沟通活动的参与度。

▎五、写字相关知觉—动作能力

写字姿势、肌肉张力、关节稳定度、感官知觉等发展情况都是影响手功能发展的重要因素，因此要提升儿童的书写能力时，除了加强手部功能外，此类相关因素亦应考虑。表1-2的内容说明书写技巧所需要的知觉—动作能力及此能力在书写技巧学习中所扮演的角色。

　　认字及写字需要良好空间分析等视知觉及视觉记忆能力，而本书较偏重触觉系统与肌肉骨骼系统的训练，亦即较偏重于上肢动作训练，对于书写所需的视知觉要素或造句填字等语言构成的书写技巧，描述篇幅较少。此外，认知能力及心理社会因素亦可能影响儿童书写技巧，例如儿童的注意力持续度、记忆力、书写情境、自我概念及对环境的调适能力。因此，在协助儿童克服书写困难时，应同时协助其认知能力的发展及增强适应能力，使儿童对于书写训练不过于排斥。

表1-2　写字相关知觉—动作能力

A. 动作能力	对于书写技巧的影响
肌肉张力	1.儿童可维持正确书写姿势一段时间，并提供足够的稳定度 2.影响儿童握笔的姿势及写字的持续度
姿势控制能力	在不同书写平面下，协助调整姿势的能力
过中线能力	此能力可使儿童在非惯用侧书写时，不会因手不过身体中线而停顿或分心
两侧整合能力	使儿童可以因情境使用双手做对称或不对称的动作，例如在书写时一手需握好笔，而另一手则要固定好纸张
侧化能力	固定使用同一只手来握笔书写
动作计划能力	影响儿童学习笔画顺序，安排书写格式及位置
精细动作发展能力	影响儿童写字握笔的姿势，调整握笔的位置或旋转笔至笔尖朝下的位置
视觉动作整合能力	影响儿童描字能力，写出正确的数字及汉字
B. 感觉—知觉能力	对于书写的影响
触觉及本体觉（tactile and proprioception）	使儿童获得本体觉及触觉回馈信息，因物品材质及摩擦力的不同而调整握笔力量大小
运动觉（kinesthesia）	提供运动觉回馈，使儿童感觉写字时的力道，以及在不用视觉协助下也可以感觉运笔的方向
视觉（vision）	使儿童可以清楚看见每个字如何写，浏览一行字时了解句子的意义

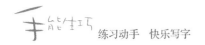

（续表）

视觉形状恒常 （form constancy）	使儿童可区别不同的字，每一个字有其特定的形状，且字的形状不会因书写大小或书写在不同的材质上而改变
视觉空间位置 （position in space）	影响儿童写字时字与字之间的距离，部件排列及如何把字写在格线内
视觉闭合能力 （visual closure）	使儿童可区别该汉字是否已写完整，或是仍有笔画不足之处

修正自：Amundson, S. &Well, M.（2001）. Occupational Therapy for Children: prewriting and handwriting skills, p.531。

本书就书写困难知觉—动作的问题分为以下六大重点，每个重点出现问题都会造成写字效率差、容易手酸、讨厌写字的情形：

（1）上肢近端关节肩膀不正确应用；

（2）肘、腕及手部关节未发展成熟，操作时较为笨拙；

（3）两侧协调差；

（4）体感觉的回馈不足造成运动觉发展缺失；

（5）视觉动作控制较差；

（6）对空间分析及合成能力不足。

本书中的各个章节将依照上述六大重点作较详细的解释，并针对问题提供可行的训练活动。

六、评估工具

当儿童手功能发展较差或有书写困难时，若未经过评估、鉴定，而只是如一般儿童那样练习连连看、走迷宫的活动，这样训练对手眼协调能力有困难的儿童有些帮助，但对空间知觉或动作控制能力差的儿童帮助很有限。所以，正确的解决问题的步骤应是先评估、鉴定主要问题，再拟定正确的治疗方案。以下的评估工具为职能治疗师常用的评估工具，可以协助家长及老师了解手功能评估项目及治疗师所观察的重点。

1. 毕堡德动作发展测验（Peabody Developmental Motor Scale）

此测验意在评估从出生至六岁儿童的动作发展能力，包括粗动作及精细动作。其中精细动作测验包括：抓握能力、工具使用、手眼协调及操作灵巧度，精细动作测验时长约为20~30分钟，测验结果可了解目前儿童精细动作发展年龄。

资料来源：*Folio, R., & Fewell, R.（2000）. PDMS-2。*

2. 写字动作能力筛选表

（The Give Yourself a Hand Program Screening Form）

治疗师可使用此筛选工具评估写字所需要的肌力及关节活动度，找出手功能发展较差或书写困难的儿童，再进一步评估其相关的感觉及知觉能力。筛选项目包括：

（1）举高手臂；

（2）手臂翻转；

（3）手腕伸展；

（4）大拇指的活动度；

（5）虎口大小；

（6）两手协调和手指灵巧度；

（7）手掌两侧分化；

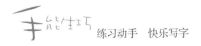

（8）手指的个别分化能力；

（9）五个手指头的动作协调能力；

（10）剪刀的使用能力；

（11）动作精准度及速度。

除了以上评估项目之外，观察者需注意儿童的惯用手发展，使用哪只手握笔或使用剪刀、目前握笔的姿势是否正确、以何种方式抓握铅笔及使用剪刀、桌椅的高度是否适合儿童都需记录下来。

资料来源：*Berry, K.E.（1999）. Fine motor skills in the classroom*。

3. 感觉统合临床观察

（Clinical Observation of Motor and Postural Skills）

此测验是一项适用于5～15岁儿童及青少年的筛选工具，主要作用在于评估小脑功能、姿势控制和动作控制，可以筛选出动作协调有问题的儿童（但并不适用于如脑性麻痹重度动作协调困难的儿童），全部的测验可在15～20分钟内完成。所测验的项目包括：

（1）双手慢动作协调性；

（2）手臂翻转；

（3）手指碰鼻尖的准确度；

（4）儿童期的反射（ATNR–asymmetric tonic neck reflex）；

（5）全身伸展（prone extension posture）；

（6）全身屈曲（supine flexion posture）。

资料来源：*Wilson, B., Pollock, N., Kaplan, B.& Law, M.（2000）. Clinical Observation of Motor and Postural Skills*。

4. 拜瑞—布坦尼卡视觉—动作统整发展测验

（Developmental Test of Visual–Motor Integration）

此测验工具评估3～18岁儿童青少年的视知觉与动作整合或协调能力，受试者用纸笔抄画27个有难易顺序的几何图形，可了解其视觉与动作统整能力；另外有两项补充测验分别评估其视知觉能力及动作协调能力，施测时间约为10～15分钟。

资料来源：刘鸿香、陆莉（1999）.视觉动作统合发展测验，台北：心理出版社；Berry，（1997）. Developmental Test of Visual- Motor Integration。

5. 简明知觉动作测验（Quick Neurological Screening Test, QNST）

此测验评估6～12岁儿童与学习有关的神经性统整能力，包括动作发展的成熟度、大小肌肉的控制、注意力、视知觉与听知觉技能、动作的速度、韵律感、空间感、空间组织与身体平衡等，施测时间约为20～30分钟，共有15个分测验。所测验的项目包括：

（1）书写技能；

（2）认知与仿画图形；

（3）认知辨别手掌上的字；

（4）追视技能；

（5）模仿声音；

（6）用手指触鼻尖；

（7）用手指比画圆圈；

（8）同时触摸手和脸；

（9）迅速翻转手掌；

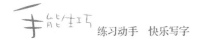

（10）伸展四肢；

（11）脚跟紧靠脚尖行走；

（12）单脚站立；

（13）交换跳；

（14）辨别左右；

（15）异常行为。

资料来源：周台杰（1995）.简明知觉动作测验. Sterling & Spalding,（1998）. Quick Neurological Screening Test。

6. 基本读写字综合测验

本测验内容在于测试小学一年级至三年级的中文读写能力，施测时间需约65分钟，其分测验包括：

（1）找出正确的字，包括听词选字及看词选字项目；

（2）看字读音造词，包括看字读音及看字造词项目；

（3）看拼音写汉字；

（4）听写；

（5）抄写测验，包括远程抄写、近端抄写及抄短文等项目。

本书的训练活动将着重于抄写测验中所需要的知觉—动作要素，但此测验中的抄写测验仅提供儿童抄写时的速度与错别字，而无法反映儿童抄写时因知觉—动作问题所造成的写字潦草、费力、持续度差、字的组成比例不当及其他各种字的错误类型，包括左右相反、上下倒反及缺漏部件的情形。然而，此测验为目前台湾地区唯一与写字能力有关的标准化测验，因此提供此测验作为参考，进一步的相关中文测验则有待职能治疗师继续开发。

资料来源：洪俪瑜等（2003）.基本读写字综合测验。

7. 明尼苏达书写测验（Minnesota Handwriting Assessment）

此英文版的写字测验工具用于测验一年级和二年级学生的写字能力，此测验内的短文抄写主要在于评估儿童书写的清晰度（legibility）、字体（form）、字的排列（alignment）、字的大小（size）及字与字的间隔（spacing）。此类观察项目是职能治疗师在临床评估时主要的观察项目。在中文的评估工具中，目前在曾氏写字问题检核表内有与此测验较为类似的观察项目，但没有标准化的测验工具，因此标准化的临床写字测验仍有待发展。目前在临床上职能治疗师主要观察文字的间距、部件的位置、字与字之间是否对齐、字体大小、写字轻重、笔画顺序、握笔姿势、写字速度等。

资料来源：Judith Reisman, J.（1999）. Minnesota Handwriting Assessment。

七、如何选择适合的训练活动

动作技巧的发展需要不断重复的练习，手功能落后的儿童除了在治疗的时间做练习之外，日常生活中还需反复练习。本书的内容设计主要是提供职能治疗之外的练习，提供儿童在家或在校可练习的手功能相关活动，但并未包括针对重度动作疾患的治疗及训练活动，而治疗师也可以从书中截取部分内容以作为与家长或老师沟通时的参考资料，并协助将训练活动融入日常生活、学校课程或课外活动中。本书内的活动对一般儿童的写字前准备也有帮助，但在活动的选择上需根据儿童的年龄选择，并调整为适合其年龄阶段的游戏及日常生活活动。

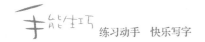

职能治疗师评估儿童手功能落后及书写困难的主要原因后，在治疗时选择书中较为适当的活动或类似活动在家或在校练习，使其不排斥与书写或手功能训练相关的活动。

八、写字前的准备警醒度

1. 警醒度

中枢神经系统的状态在一个人的学习中扮演着很重要的角色，此处"中枢神经系统状态"指的是一个人的警醒度。警醒度即为神经系统的准备度，从行为的表现上而言，警醒度是指一个人对内在及外在环境刺激所能接收的程度，可以从低警醒度（例如想睡觉的、发呆的、动作拖拖拉拉的）到高警醒度（例如过度兴奋、焦虑紧张、生气害怕、对环境刺激过度警觉敏感、慌慌张张的行为）。在处于理想的警醒度状态时，一个人可以很容易专心学习，并可持续获得良好的学习效果；一位运动员处于最适当的警醒度时，亦是表现最好的时候，因为此时他们处于高度专心的状态。举例来说，当我们在考试时，一个警醒度刚好的人，可以忽略手表滴答滴答或其他人写字的声音，专心答题并写完考卷；但一个非常紧张的人，可能会认为这些声音造成他无法专心作答；而一个警醒度过低的人可能会懒洋洋的，动作太慢没做完，甚至睡着了。

每个人的警醒度都会因不同时间或地点而有所改变，成年人根据生活经验可以发展出调节警醒度的方式，例如：嚼口香糖、喝咖啡、洗脸、做伸展运动等使自己清醒并专心做事，或者泡澡、抚摸宠物、把灯调暗让自己放松或准备休息。有学习困难及注意力问题的儿童，在调节及维持自己的警醒度上有困难。在焦虑紧张时写字，儿童的肌肉张力提高导致写字过度用力，可能造成儿童一下子就手酸、发抖或动作的精准度差；过度兴奋的儿童，则易有冲动行为，无法专心写字；警醒度低或肌肉张力低的儿童，可能动作发展较慢，肌力不足而影响写字。

2. 如何调整警醒度

警醒度过高或过低都会影响儿童的书写表现。因此选择适当的方法使儿童能达到适当的警醒度，此时再学习新的动作技巧会让儿童的学习事半功倍。一般而言，对于警醒度过高的儿童，可重复固定缓慢的动作，例如摇摇马、摇椅或出力气的活动，例如第二章的活动2-3"推墙大力士"与活动2-5"小牛拖车"，可使儿童静下心来专心活动。另外，缓和的音乐、令人愉快的香味或幽暗的灯光也是让人快速安静的方法。而对于警醒度过低的儿童，则需给予较大声、节奏变化多的音乐，明亮的空间，跳跳床，较快速度的活动，例如翻跟斗、大风吹或鬼捉人等活动。

对于活动的项目和给予的时间，应请职能治疗观察师评估儿童后作调整，时间过长或不适当的活动，可能使儿童过于疲惫甚至造成肌肉骨骼的伤害，过短的时间则可能达不到调节效果。因此，在儿童进行手部训练活动前，需协助儿童调整到适当的警醒度状态，使其能专注于活动，再依序提供儿童手功能训练活动、书写前的暖身活动、书写技巧的指导，如此一来，才能使儿童的手功能技巧提升并改善书写困难的问题。

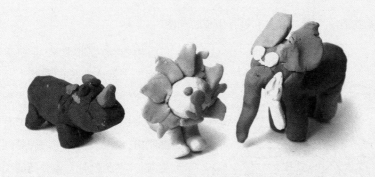

第二章

肩胛关节动作
控制及发展

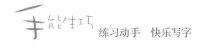

练习动手 快乐写字

一、何谓肩胛肌肉关节

肩胛关节由肩胛骨、肱骨、胸骨和锁骨组成，如图2-1所示。

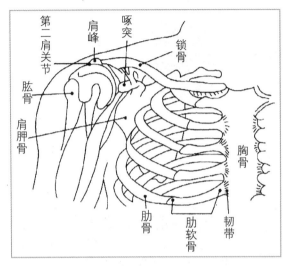

图2-1 肩胛关节

肩胛骨与肱骨为可动关节，即一般人常说的肩膀，支持上肢各个方向的活动，包括：（1）肩胛骨与其相连的背部肌肉；（2）锁骨与肩胛骨间关节；（3）胸骨与锁骨间的关节。这三个部位的功能在于维持肩膀处于正确的位置，避免手部出力时肩膀耸起。此外，这三个部位的肌肉关节活动可提供肩膀部位的稳定度，使手部操作活动更有效率。因此，在训练儿童手部的精细动作前，要先加强其肩膀附近肌肉群的肌力，使儿童上肢有足够的稳定度来操作物品。

二、肩胛肌肉关节发展

躯干的控制能力及肩胛的稳定度是手部精细动作发展的基础，发展手部精细动作的灵活度需要上肢所有关节的配合，包括从身体近端肩胛到远程手腕关节。肩胛是上肢最接近躯干的关节，肩胛有足够的稳定度，操作物品时才有足够的支持来执行精细动作。婴幼儿早期肩膀的活动是挥动手臂，肩膀内收开始去碰触物品，之后再渐渐地发展肩胛的稳定度，例如：小狗趴姿下前后摇动，扶着家具或墙壁行走，推大物品前进和抓握蜡笔涂鸦。这些推动重物或扶着婴儿床栏杆站立的经验，都提供了内在（身体运动觉及触觉）和外在（视觉）信息，让儿童学习如何控制肩膀周围的肌肉与关节。当儿童渐渐长大，通过这些经验，儿童能更有效率地运用肩膀。

三、肩胛肌肉及关节控制不良的影响

Benbow（1999）发现许多精细动作发展迟缓的儿童经常有以下现象：肩关节些微内旋（internal rotation）、内缩（adduction）及弯曲（flexion），手肘倾向弯曲（flexion）且手掌心朝下（pronation），手腕弯曲且偏向小指侧（flexion and ulnar deviation）。

儿童肩膀的稳定度不足及动作控制不良，可能造成儿童无法稳定地运用手臂推拉重物，或很精确及顺畅地做出上肢的动作，在做大动作活动时也会有困难（例如：在黑板上画大的图形或圆）。这些小朋友需要将手臂放在桌面上或将手臂紧贴住身体或耸肩来写字（见图2-2），在握笔时可能也会紧握住铅笔或工具，写字时可能会一直移动纸张而不是将手臂往上移动，也无法在黑板上笔直地画直线。

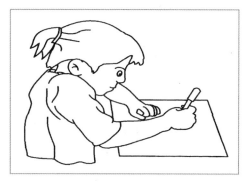

图2-2 肩胛肌肉及关节控制不良
（陈启文老师提供）

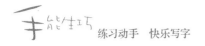

四、加强肩胛肌肉及关节稳定的训练活动原则

协助上肢各关节发展出成熟动作形态及稳定度，有利于远程精细动作的控制。训练的原则如下：

（1）加强肩膀部分的肌肉力量；

（2）加强肩胛肌肉及关节的稳定度；

（3）减少不正常肌肉张力引起的关节活动角度限制；

（4）以提供垂直操作面为主。

加强肩膀部分的肌肉力量，以提供肩膀承重的活动为主，例如小牛耕田或推重物，这类活动可提供给小孩额外的感觉输入并刺激肩膀肌肉的共同收缩，在操作精细活动或练习肩膀的控制前先做肩膀承重的活动，可立即协助儿童做出较正确的肩膀控制活动。

手臂在没有平面支持下做的活动可促进肩膀控制及稳定，例如在黑板或画架上写字、丢接球、跳绳等。另外，神经肌肉疾患的儿童在动作控制上受到限制，在训练手功能前需要先减少不正常肌肉张力所造成的影响；当动作训练至一定阶段后，可能需要以代偿策略来执行功能性活动，主要原则包括将手置于合适的位置、在手臂部分增加阻力、增加支持上臂的平面大小、固定所要操作的物品以利于操作。因此，常用的代偿策略有调整桌椅以符合工作平面的高度、使用加重的笔或玩具、将纸张移至较靠近身体的位置、在操作平面上加防滑垫。

加强肩胛稳定的活动

活动2-1　侧躺不倒翁

目的　使肩胛与肱骨可分开活动，减少操作活动时耸肩的动作，增加肩胛稳定度。

材料　软垫、球。

方法　请儿童先平躺在垫上将手举高，再保持这个姿势转成侧躺的姿势将手举高于头，像不倒翁一样前后摇晃10次（图1、图2）。

难易度改变　平躺姿势下双手举高，手掌部分拿球做侧滚翻活动，要求儿童的手臂必须伸直（图3、图4）。

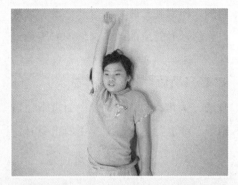
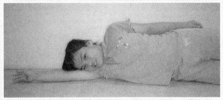
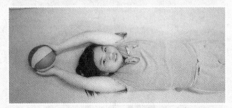
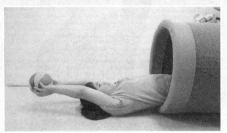

图1　请儿童躺好将手臂举高
图2　侧翻维持在侧躺的姿势
图3　双手拿球侧滚翻
图4　双手拿球在滚筒内侧滚翻

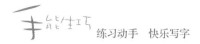

加强肩胛稳定的活动

活动2-2 红白大对决

目的 使肩胛与肱骨可分开活动，减少操作活动时耸肩的动作，增加肩胛稳定度。

材料 小红旗与小白旗各一面。

方法 请儿童左右手各拿一面旗子，当给予"红上"（"白上"）的指令时，儿童需高举拿红（白）旗的那只手，指导者需协助儿童固定肩胛处以避免其使用耸肩的方式高举手臂（图1、图2）。

难易度改变 可加入"红不上""白不上""红下""白下"等指令增加困难度，延长儿童对活动的注意力。

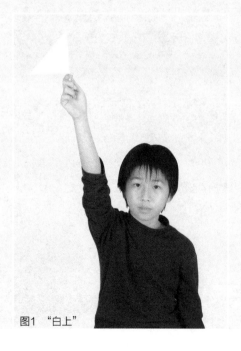

图1 "白上"

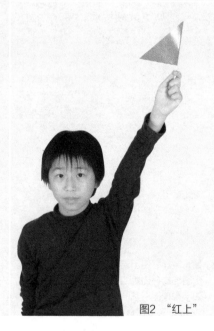

图2 "红上"

加强肩胛稳定的活动

活动2-3　推墙大力士

目的　利用承重活动增加肩胛稳定度。

材料　墙、桌椅或其他稳固的平面。

方法　指导儿童站立与墙呈90度，手臂伸直，手掌向外侧打开约30度，用力推墙维持约15～30秒，需注意背部为拱起状而非平坦或凹陷的（图1）。

难易度改变及类似活动

1. 可利用椅面做抬屁股的动作（图2）。

2. 可利用一个桌面或两个桌面中间的部分来做此活动（图3）。

3. 在安全的场所可做倒立的活动（图4）。

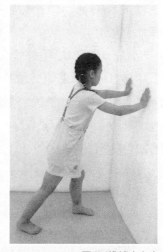

图1　推墙大力士

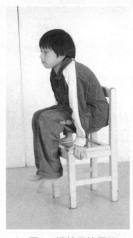

图2　撑椅子抬屁股

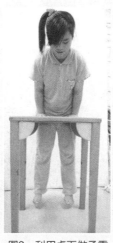

图3　利用桌面做承重

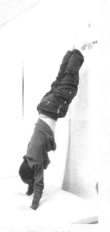

图4　倒立

加强肩胛稳定的活动

活动2-4 **螃蟹足球赛**

目的　利用承重的活动，增加肩胛稳定度，锻炼手腕肌肉。

材料　沙滩球或躲避球、娃娃、骨牌。

方法　手脚撑地，腹部朝上，请儿童把屁股抬高，将球或玩偶放置于腹部运到目的地（图1）。

难易度改变及类似活动

1. 若儿童无法移动或前进，则请儿童先模仿桌子（手脚撑地，腹部与肩同高），维持姿势约10秒进行几次，再做前后晃动之重心移转练习（图2）。

2. 团体活动中请儿童维持好姿势，可以做滚球或丢沙包玩过山洞的游戏（图3）。

3. 维持姿势横向越过骨牌，屁股不能碰倒骨牌（图4）。

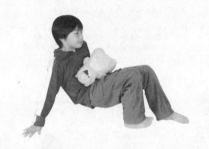

图1　载重物前进

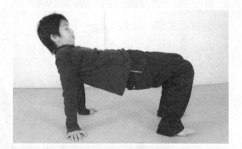

图2　从最简单的模仿桌面开始

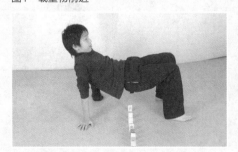

图3　横跨骨牌

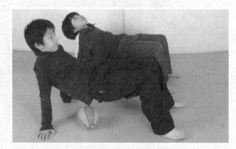

图4　团体活动中,臀部不碰到球

加强肩胛稳定的活动

活动2-5　小牛拖车

目的　利用承重的活动，增加肩胛稳定度。

材料　有滚轮的椅子或大治疗球。

方法　一位儿童将另一位儿童的脚抬起，前方的儿童用手移动前进到目标地点拿取玩具运到另一定点，需注意背部为平坦而非凹陷或耸肩。鼓励儿童尽量使用手掌撑地而非手肘撑地移动（图1）。

难易度改变及类似活动

1. 趴姿于滑板车上直线前进（图2）。

2. 可使用书本设置障碍物，趴姿于滑板车上弯曲前进。

3. 使用有滚轮的电脑椅，注意调整到适合儿童的高度，让儿童把腿放在电脑椅上，自行前进（图3）。

4. 使用治疗球前进比较困难，需要大人协助维持下肢才可稳定前进。该动作更适合高年级的儿童，较小的儿童可维持在固定位置，玩投掷、套圈、数数等（图4）。

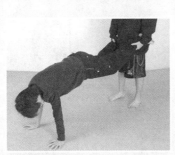

图1　两人活动

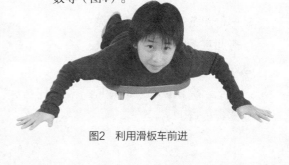

图2　利用滑板车前进

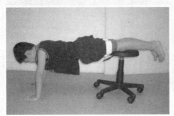

图3
利用电脑椅

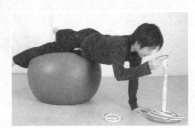

图4
利用大球

加强肩胛稳定的活动

活动2-6　人体雕像

目的　利用推拉活动，增加肩胛稳定度。

方法　使儿童站在不靠墙的位置，让儿童的手抓握住大人的大拇指，要求儿童当木头人或雕像完全不动，大人试着去推动儿童（图1）。

难易度改变

1. 由大人来控制力量大小及摇晃程度。

2. 两位儿童手掌对手掌，提醒儿童手肘伸直，脚固定好位置后开始互推手掌比力气，没有移动脚步的儿童获胜（图2）。

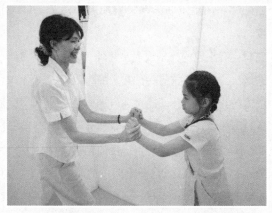

图1　大人的拇指给儿童抓握，大人的手掌包住儿童的拳头

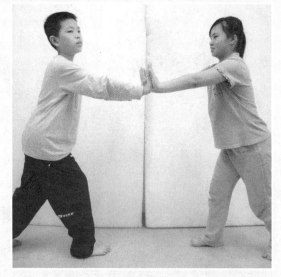

图2　比力气

加强肩胛稳定的活动

活动2-7 陆上漂浮

目的　利用推拉活动及肩膀承重活动，增加肩胛稳定度。

材料　滑板、呼啦圈（跳绳）、滴管。

方法　使儿童趴或坐于滑板上，要求儿童伸直胳膊拉住呼啦圈，由大人或另一儿童拉动（图1）。

难易度改变及类似活动

1. 儿童坐/趴/跪于滑板上，由手推动的滑板游戏皆有利于肩膀稳定，当儿童自行用手推动时，可加障碍物或滑行轨道增加难度。

2. 两人拔河活动，可使用毛巾替代拔河绳索，是随时可做的家庭或学校活动（图2）。

3. 可趴于滑板上做滴画或玩射击游戏（图3、图4）。

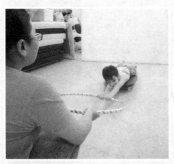
图1
陆上漂浮

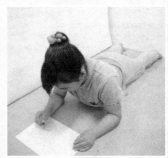
图3
趴姿滴管画

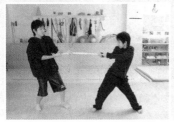
图2
两人拔河

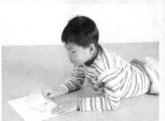
图4
趴姿射击

加强肩胛稳定的活动

活动2-8 公园活动

目的　利用承重或推拉的活动，增加肩胛稳定度。

材料　公园游乐设施——彩虹攀爬架、秋千、跷跷板、单杠、弹簧床。

方法

1. 先从攀爬架或用手压下跷跷板等简单活动开始，再练习如秋千及单杠类活动（图1～图4）。

2. 在弹簧床内可鼓励儿童使用小狗趴姿上下弹跳（图5）。

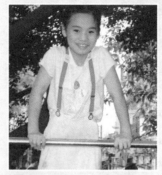
图3
撑单杠

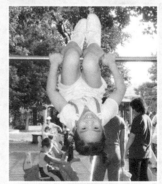
图4
单杠倒挂

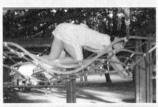
图1
彩虹攀爬架

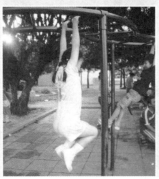
图2
吊单杠

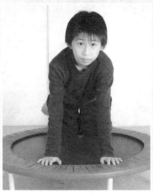
图5
小狗趴姿上下弹跳

加强肩胛动作控制的活动

活动2-9 墙上作画

目的　利用由上而下、由左至右画直线的活动，增加肩胛上下、左右的动作控制能力。

材料　黑板（海报纸贴于墙上）、粉笔、蜡笔、彩色笔。

方法

1. 先告诉儿童作画的主题为"狮子的家"。

2. 请儿童先画一个大四方形。

3. 请儿童双手（或左右手交替）同时画出直线栏杆部分，画出一个笼子作为狮子的家（图1、图2）。

4. 请儿童圈出直线中有歪斜或间隔过大的地方，以作为下次画新笼子时应注意的事项。

难易度改变

1. 应注意避免儿童耸肩或将身体靠住黑板，协助其控制前臂的动作。

2. 对于躯干控制有困难的儿童，可采用坐姿作画。

3. 可在儿童的手腕上稍微加些重量以便协助儿童保持动作稳定，再渐渐减少重量。

4. 大人可将手放在儿童肩部避免其耸肩。

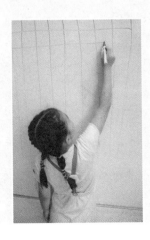
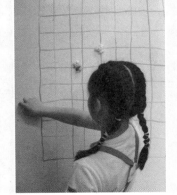

图1
在黑板或墙上画笼子

图2
完成后将动物贴纸放入笼子内

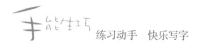

加强肩膀动作控制的活动

活动2-10　画大圆（或蝴蝶）

目的　利用画大圆或蝴蝶的活动增加肩膀的旋转动作控制。

材料　黑板、粉笔。

方法

1. 示范双手拿粉笔以眼睛水平线中心点为起点，双手向外伸直画大圆（图1、图2）。儿童比较熟练画大圆后，再向其示范蝴蝶画法。

2. 先在黑板上以儿童的肚脐（点1）、眼睛水平面中点（点2）、双手向外伸展至上方45度的方向（点3及点4）各点一个点，总共四个点（图3），让儿童双手各拿一支粉笔由点1开始至点2再分别到点3及点4，画出蝴蝶翅膀的形状（图4），再连回点1，连续重复这个动作数次后，可要求儿童将眼睛闭上继续使用运动觉来画，大约10次之后让儿童停下并在上方画出一对蝴蝶的触角（图5、图6）。

难易度改变

1. 躯干控制有困难的儿童，可采用坐姿作画。

2. 可在手腕上稍微加些重量协助儿童保持动作稳定，再渐渐减少重量。

3. 大人可将手置于儿童肩部避免其耸肩。

4. 也可将图画纸贴于黑板上，使用彩色笔或蜡笔画蝴蝶。

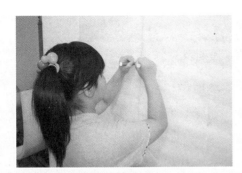

图1　从儿童眼睛前方开始画大圆

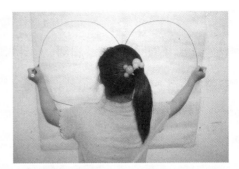

图2　双手同时画大圆

图3　大人先将四个点定位准备画蝴蝶

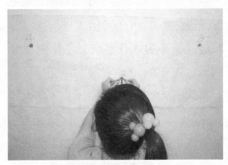

图4　请儿童双手同时依序由点1开始经过点2，再分别到点3及点4

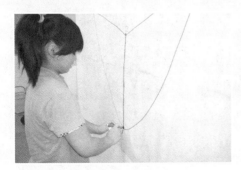

图5　使用彩色笔依序画出

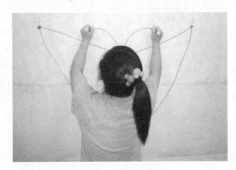

图6　完成后在上方加上蝴蝶的触角

加强肩膀动作控制的活动

活动2-11 画时间规划表（日期、周计划表、签到表）

目的　利用平面的长线条增加肩膀由身体远程到近端的控制能力。

材料　图画纸、彩色笔。

方法

1. 桌面贴好一张全开的大纸，将旧月历贴于墙上，请儿童坐于书桌前并告知儿童要制作一张大月历。

2. 请儿童手肘离开桌面，手上先不拿笔，从远到近比画直线。

3. 当儿童动作较为稳定之后则要求儿童拿笔，画出所设计的月历，请儿童手肘离开桌面（图1）。应避免儿童耸肩

或将身体靠住桌子，借助身体协助控制前臂的动作。

4. 完成的月历，可作为日常生活记录表或使用贴纸来记录良好行为（图2、图3）。

难易度改变

1. 对于躯干控制有困难的儿童，可使用坐姿作画。

2. 可在手腕上稍微加些重量，帮助儿童保持动作稳定，再渐渐减少重量。

3. 大人可将手放在儿童肩部避免其耸肩。

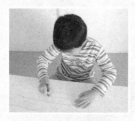

图1　提醒儿童手肘离开桌面

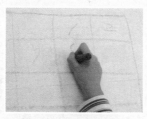

图2　请儿童在仿画好的格子内填入数字

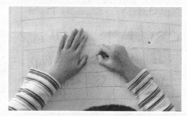

图3　让儿童将良好行为记录在月历上

加强肩膀动作控制的活动

活动2-12　叠叠乐

目的　增加肩膀的稳定度、手肘悬空及稳定度。

材料　各种大小不同的积木或7~8个正方体积木。

方法

1. 年龄较小的儿童可以拿方块积木堆直线，往上堆至少7~8个积木（图1）。
2. 可让稍大的儿童利用积木盖房子、桥、城堡等不同的建筑物（图2）。

难易度改变　较大的儿童，可按照叠叠乐的游戏规则，拿取特定颜色或位置的积木。

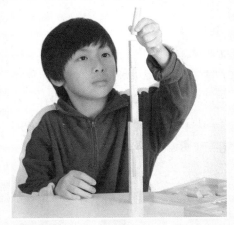

图1　堆直线，往上堆叠7~8个积木(2~3岁儿童可使用正方体堆叠)

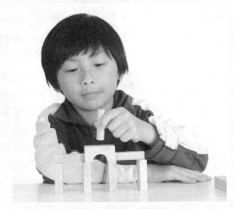

图2　利用积木盖房子、桥、城堡等不同的建筑物

加强肩膀动作控制的活动

活动2-13 倒水活动

目的 增加肩膀的稳定度。

材料 各种大小不同的杯子，包括有握把和没有握把的杯子或水壶。

方法 让儿童先把水从没有握把的杯子倒进另一个杯口较大并且深度较深的杯子，再逐渐依次倒进杯口小、深度浅的杯子（图1、图2）。

难易度改变

1. 改变水壶的大小及水壶内的水来改变难易度。

2. 日常生活中倒水于杯子内喝（图3）。

3. 端水行走一段距离，请客人喝水（图4）。

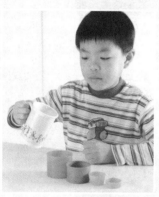
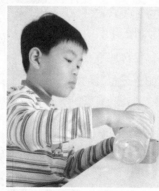

图1（左）
让儿童从大杯子倒水开始练习

图2（右）
倒入小杯子或瓶盖

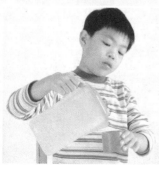
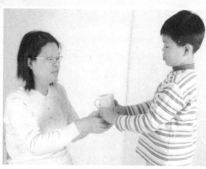

图3（左）
日常生活中给自己倒水

图4（右）
端水行走一段距离，请客人喝水

加强肩膀动作控制的活动

活动2-14 跳绳单元一

目的 增进肩胛动作控制。

材料 跳绳、毛巾（在底端打结）。

方法

1. 一个成熟的跳法需要上肢及下肢各关节同时做出协调的动作，儿童学习跳绳多从单次跨越不连续的跳法开始，再渐渐掌握连续不间断的跳法。

2. 学龄儿童若在这方面有困难，可以先从双人甩绳（图1）或使用惯用手单侧甩跳绳（毛巾）做旋转手臂的动作（图2）开始，将跳绳两握把处及底端各打一个结，较容易做出正确动作。

3. 图2中，往前甩跳绳或毛巾时，需注意身体并未往侧边旋转，头看前方，手臂往后甩时绕过耳朵（轻触到耳朵）。

4. 当儿童后甩较为熟练后，再练习单手向前甩，仍需提醒儿童身体和脚不要旋转，头看前方、手臂往前甩时绕过耳朵（轻触到耳朵）。

难易度改变或类似活动

1. 若儿童肩膀控制差，可先从短毛巾开始，再渐渐换长毛巾及跳绳。

2. 可使用彩带舞使用的彩带，甩倒8形或波浪形状（图3、图4），来练习手臂控制能力。

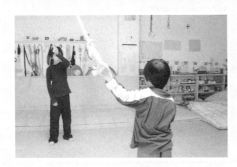

图1 从简单的双人甩绳开始练习

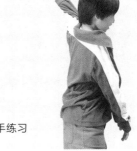

图2 使用毛巾单手练习单侧甩毛巾

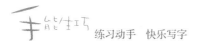

加强肩膀动作控制的活动

活动2-14 跳绳单元一（续）

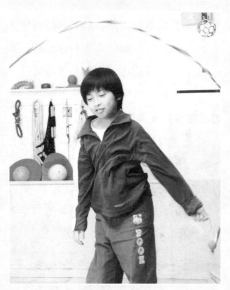

图3　彩带甩大圈圈

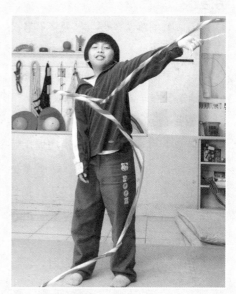

图4　彩带左右甩

加强肩膀动作控制的活动

活动2-15 跳绳单元二

目的 增进肩胛动作控制能力。

材料 适合儿童长度的跳绳，调整跳绳长度，双脚踩住跳绳底端，两侧的握把刚好到腋下处，是适合的跳绳长度（图1）。

方法

1. 对于初学跳绳的儿童，建议使用木制手把，易于抓握，且在绳子底端加有弹簧的跳绳，绳子较不易缠绕且较容易甩动。

2. 当儿童单侧甩跳绳较为熟练之后，则一手拿一根跳绳，双手向前同时甩动跳绳，直到儿童可双手同步甩

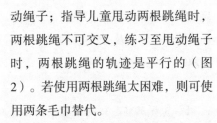

动绳子；指导儿童甩动两根跳绳时，两根跳绳不可交叉，练习至甩动绳子时，两根跳绳的轨迹是平行的（图2）。若使用两根跳绳太困难，则可使用两条毛巾替代。

3. 当儿童可以双手同步甩动绳子时，指导儿童当听到绳子打到地板的声音就要跳起。

4. 由儿童拿一根跳绳甩，从慢动作开始练习，听到绳子打到地板的声音就要跳起，下半身跳跃配合手部动作，直到熟练为止。

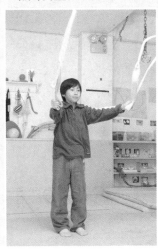

图1
跳绳调整至适合的长度

图2
甩动两根跳绳

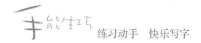

加强肩膀动作控制的活动

活动2-16 双人对拉球

目的　利用拉拉球不同位置的玩法，增加肩膀的稳定度及动作控制能力。

材料　拉拉球（图1）。

方法

1. 可放置于胸前，提醒儿童手肘伸直对拉，展开时亦要维持伸直，手部展开，尽量打开到最大角度（图2）。

2. 把拉拉球的一端吊在较高处，手要举高过肩约45度，提醒儿童手肘伸直，

当儿童拉动拉拉球时，拉拉球会自动往高处跑再掉下来，若天花板太低，可以请儿童坐在椅子上，盘坐或把拉拉球的长度变短一些（图3）。

3. 把拉拉球的一端吊在较高处（靠墙），请儿童躺下，儿童双脚掌顶在放拉拉球的墙上（身体、拉拉球的线和墙会呈一个三角形），注意儿童的躯干尽量对称不要歪向一边（图4）。

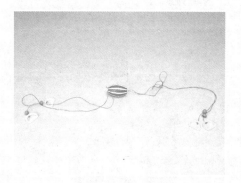

图1　拉拉球

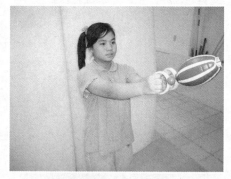

图2　胸前对拉准备动作

加强肩膀动作控制的活动

活动2-16 双人对拉球（续）

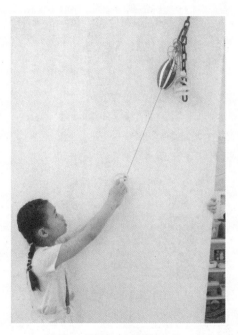

图3　手要举高过肩约45度

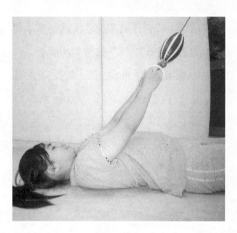

图4　躺姿

加强肩膀动作控制的活动

活动2-17 体育活动

目的　体育活动等大肢体活动有助于学习肩膀的控制能力。

材料　篮球、排球、羽毛球、儿童回力球、游泳、水上排球（沙滩球）。

方法

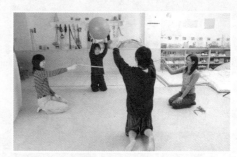

图1　高跪姿传沙滩球

1. 游泳是十分理想的体育活动，可增加肩膀稳定、肩膀控制及身体概念，划水时水的阻力亦提供较多的感觉回馈。

2. 练习投接球时可从近距离投接大球开始，再渐渐练习投接远距离小球（图1）。

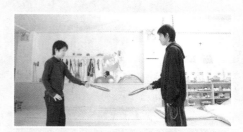

图2　两人对拍沙滩球

3. 幼儿或视觉动作能力较低的儿童,可从手掌对拍气球、拿轻的塑料球拍、自行往上拍气球或沙滩球开始练习（图2、图3）。

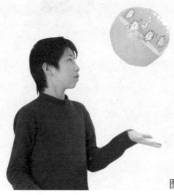

图3　手掌拍气球

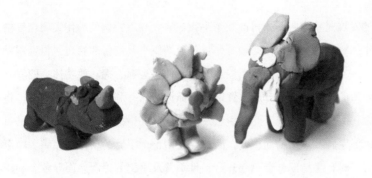

第三章

手肘和手腕的
动作控制及发展

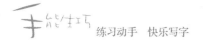

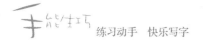

练习动手　快乐写字

一、手肘和手腕的动作发展

　　前臂及手部的发展是从肩胛开始再渐渐至手指，从大而不协调的动作发展至较精确及技巧性的动作。要操作精细动作必须要先具备近端躯干及肩膀的稳定，再发展至其他的远程能力，一岁儿童已有好的躯干控制能力，伸手去抓、握、放物体；两岁儿童可自行控制手肘弯曲、翻转至适合的位置以利于抓握物品并利用手腕上翘的动作将物品放入小容器内，手指抓握动作至此大多已发展完成，在抓握蜡笔或彩色笔时已可用手指部分抓握，但手腕及手指的动作差，因此会使用整个手臂的动作来涂鸦。两至三岁儿童在使用剪刀时，手指部分会一起开合，且手臂及手腕的控制差而导致会利用肩部协助控制剪刀操作。

　　三至四岁儿童，手腕及手已发展出独立分开的动作，因此手腕可协助控制剪刀的方向及位置，此时儿童可剪直线而不过度歪斜；在画画及书写时，已发展出静态三点抓握（static tripod，见握笔发展第九章第三节），利用拇指及食指的指腹抓握笔，笔前端靠在中指的侧边，笔后端躺在虎口凹处，无名指及小指弯曲来协助手弓的稳定，已可使用手腕部分而非整只手臂来画图。

　　四至六岁儿童，使用剪刀时肩膀、手肘或前臂稳定度较佳，只需要手腕及手部的配合来剪方形、三角形或圆形。掌内操作能力已具备并发展出成熟的动态三点握笔方式（dynamic tripod，见握笔发展第九章第三节），前三指可做出稍微弯曲及伸直的动作，虎口已可打开形成圆圈状，手指的运用更加灵活且可协助控制抓握笔的力量大小。

二、手肘和手腕动作控制差的不良影响

当儿童的手肘、手腕及手部的动作控制差时，会以整个手臂挥动的笨拙方式拿取及使用物品，这些儿童较少分化出小肌肉或手腕动作能力来操作纸笔或剪刀等。当儿童手肘或前臂的稳定度不足时，在使用剪刀或笔时，手肘时常会晃动；当儿童无法做有效率的前臂翻转、掌心朝上的动作时，其抓握物品时，常只会将物品维持在手掌心朝下的位置，因此在操作剪刀时，常可见到此类儿童将手肘外展离开身体，像正常四至五岁儿童使用剪刀的方式。

三、手腕的稳定度

学者Bunnell（1970）认为手腕关节是影响手部操作活动最重要的关节，手腕关节活动度无法由上肢其他关节所取代，就手部解剖学的原则而言，手掌小肌肉源自前臂，因此单纯手腕的弯曲及伸展，就会使手指有弯曲及伸直的动作。因此，手腕的位置影响手掌内小肌内的张力，进而影响手掌与手指间关节（MP joint，以下简称"掌指关节"）的活动，而掌指关节位置又会影响指间关节（DIP和PIP）的活动。手腕在上翘约40度时，最有利于手掌内小肌肉的活动及用力，所以在日常生活中，我们会很自然地将手腕上翘来施力旋开瓶盖。由此，在训练儿童握笔写字前，训练其手腕往上翘的动作及翻转至小指侧朝下，可协助其大拇指指尖抓握及拇指内收移动铅笔的能力。

常见的腕关节稳定度不足的现象为手腕弯曲、掌心朝下抓握剪刀、腕关节常偏向小指侧；手腕上翘的稳定姿势是形成拇指及食指指尖对掌功能和精准使用掌内小肌肉的必要条件，因此无法维持手腕上翘的动作会影响精细动作操作及写字的速度及精确性。稳定手腕部位的活动原则为将东西拿到眼睛高度的直立平面，或利用斜面来操作，如此亦可增加肩胛的稳定度。

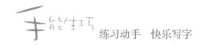

　　摆位正确情况下的承重活动可促进关节周围的肌肉收缩，进而增进手肘及手腕关节的稳定度，承重活动亦可提供本体觉的回馈，利于肌肉控制小角度的动作协调。某些肌肉群较少使用会造成对侧肌肉因使用过度而缩短，承重活动则可协助缩短的肌肉群拉长，从而做出协调的动作。举例而言，当儿童无法使用手腕部分上翘来协助操作精细活动时，其控制手腕弯曲的肌肉群即会缩短，操作精细活动和写字时效率较低且容易手酸，此时手腕处的承重活动即可拉长手腕屈肌，促进手腕主动上翘的动作。

加强手肘控制的活动

活动3-1　伸直/弯曲手肘的活动

目的　利用不同程度的手肘承重活动增加前臂及手部的动作控制（可作为写字前的暖身活动）。

材料　地垫、稳固的桌面、墙。

方法

1. 可在地垫上做屈膝伏地挺身。

2. 可面对墙做扶墙挺身（图1）。

3. 坐于椅子上将自己撑起（图2）。

难易度改变

1. 双手弯曲伏地挺身较困难的儿童，可先从以小狗趴的姿势左右轮流弯曲手肘转移重心开始（图3）。

2. 单手支撑，另一手取前方的物品或在地上画大幅的蜡笔画（图4）。

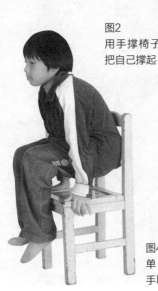

图2
用手撑椅子，
把自己撑起

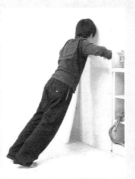

图1　扶墙挺身

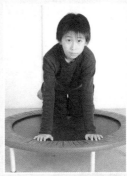

图3　小狗趴姿势左右移重心

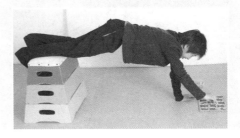

图4
单手支撑，另一
手取前方的物品

加强手肘控制的活动

活动3-2　趴姿打球

目的　利用一般活动加强儿童肘部控制。

材料　沙滩球（可用其他软球替代）、使用完的纸筒。

方法　让儿童趴在地上成一圈，儿童于圈外，双手拿好纸筒将球推向另一儿童，尽量将球维持在圈内（图1）。

难易度改变　鼓励儿童将腿伸直，手肘离开地面，并用手肘完全伸直的方式将球推出。

活动3-3　趴姿下翻转手臂

目的　提供前臂旋转活动，可拉长较紧的肌肉，使肌肉维持正常的张力，在活动中可灵活运用前臂。

材料　垫子。

方法　趴姿弯曲手肘，重心移到右手臂时，右掌掌心做翻向上及翻向下的动作，再将重心移至左手臂，左手做翻上翻下的动作（图1、图2）。

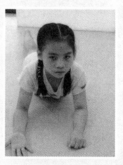

图1　右手翻转

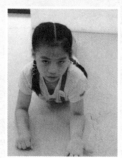

图2　左手翻转

图1　双手拿棒子推球

加强手肘控制的活动

活动3-4　日常生活中的手臂翻转活动

目的　日常生活中多做前臂旋转活动，可伸展较紧的肌肉，使肌肉维持正常的张力，在活动中可灵活运用前臂。

活动列举　转门把、拧毛巾、使用钥匙开门、汤匙及叉子舀（叉）食物进食、翻纸牌（利用纸牌玩"海底捞针"配对游戏）、翻转手臂拍打的唱歌游戏（图1、图2）。

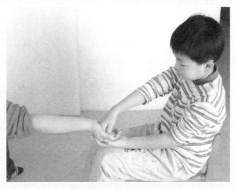

图1　炒萝卜炒萝卜切切切

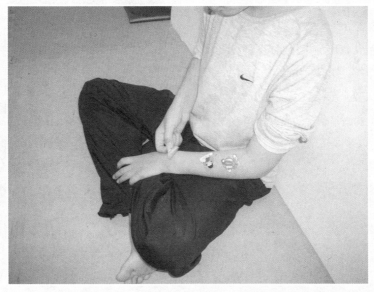

图2　贴贴纸于儿童掌心或手背上

加强手肘控制的活动

活动3-5 糖果包装

目的

1. 锻炼儿童前臂翻转。

2. 促进手弓稳定。

材料　玻璃纸、小珠子或可暂时替代糖果的橡皮擦、小豆苗封口条、塑料袋、糖果。

方法　大人先示范将珠子或糖果橡皮擦放在约8平方厘米的玻璃纸上，将手固定在糖果处，旋转一端之后，再旋转另一端。

难易度改变

1. 也可请儿童将糖果以封口条包装，增加手指指尖抓握动作（图1）。

2. 在完成数个糖果后，使用小袋子分组包装后用封口条旋转密封（图2）。

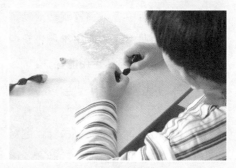

图1　玻璃纸包橡皮擦

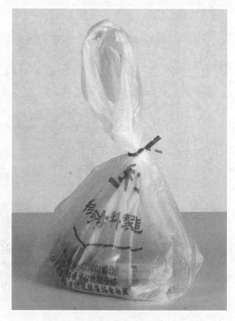

图2　用封口条将塑料袋封好

加强手肘控制的活动

活动3-6 日常生活中的手臂上旋活动

目的 日常生活中多做前臂旋转活动，可伸展较紧的肌肉，使肌肉维持正常的张力，在活动中可灵活运用前臂。

活动包括 竖大拇指"一级棒"的动作、握手、插棒、排保龄球瓶玩投掷保龄球游戏、玩"give me five"游戏（一只手掌朝上，另一手朝下）、舀大桶冰激凌，以及图1~5中的游戏。

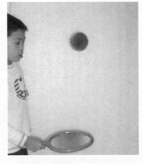

图3
回力球

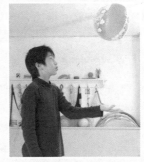

图4
手心朝上往上拍气球（亦可持轻塑胶球拍往上拍）

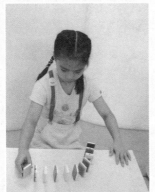

图1
排列大积木或骨牌

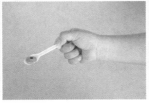

图2
布丁汤匙舀小积木

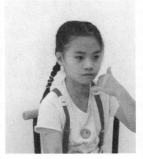

图5
玩对话听话筒游戏

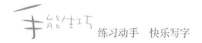
练习动手 快乐写字

促进腕关节稳定及手腕上翘的活动

活动3-7 撑桌子

目的 利用承重活动伸展手腕屈肌，以协助手腕上翘活动。

材料 稳固桌面。

方法 将手臂伸直，身体靠于桌面，手撑于桌面约10秒（图1）。

难易度改变

1. 年纪较小的儿童推重物、协助移动家具、玩具箱或大滚筒（图2）。

2. 两个儿童面对面手臂伸直互推比力气（图3）。

3. 亦可使儿童手撑于门框两边往上爬（图4）。

4. 学龄儿童可做较为困难的活动，如倒立（图5）。

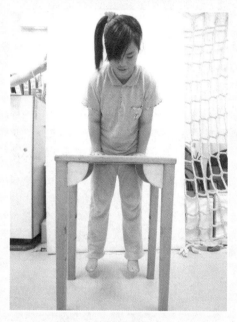

图1 利用桌面做承重活动

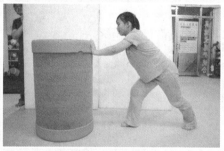

图2 推重物

促进腕关节稳定及手腕上翘的活动

活动3-7 撑桌子（续）

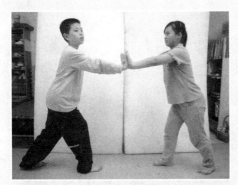

图3 比力气

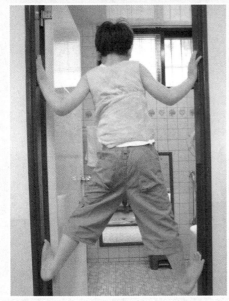

图4 爬门

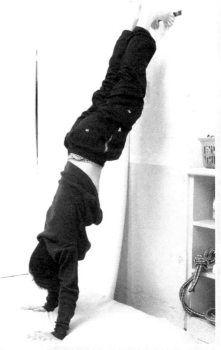

图5 倒立

促进腕关节稳定及手腕上翘的活动

活动3-8 驴子踢后腿

目的 利用承重活动伸展手腕屈肌，以协助手腕上翘活动。

材料 软垫。

方法 以像伏地挺身的预备姿势，双腿伸直（图1：较适合学龄儿童）。

难易度改变 蹲姿下，将手放于地上，让儿童往上对空中踢（图2和图3：学龄前儿童即可练习）。

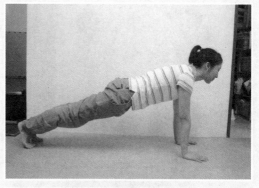

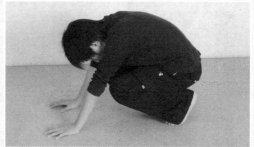

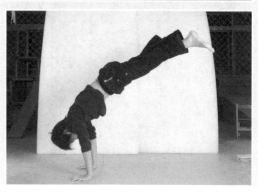

图1　像伏地挺身的预备姿势

图2　蹲姿做准备

图3　向后上方对空中踢

促进腕关节稳定及手腕上翘的活动

活动3-9　用脚捡球

目的　利用承重活动伸展手腕屈肌，以协助手腕上翘活动。

材料　大小不同的球、纸团。

方法

1. 将数个软球或纸团放在篮子四周。

2. 请儿童手撑在身体后方，用脚将球或纸团夹起投入篮内（图1、图2）。

3. 二人竞赛，分别将球放进两个不同的篮子内。

难易度改变

1. 改变篮子的位置。

2. 改变球及纸团的大小、软硬及材质。

3. 只使用一个球，儿童分成两队，面对面玩踢球活动，要求儿童的手必须在地面上（图3）。

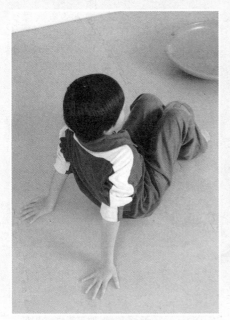

图1　坐姿手撑地

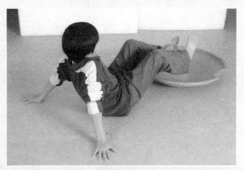

图2　脚夹球投篮

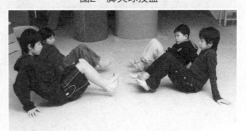

图3　团体活动（用脚踢球、夹球、丢球）

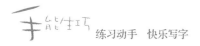

促进腕关节稳定及手腕上翘的活动

活动3-10　捞鱼活动

目的　促进手肘、手腕稳定。

材料　浴缸（洗手池、洗碗槽）、冰块、各种不同大小及材质的捞鱼器材。

方法　将制冰盒内的冰块倒入水槽中，让儿童使用大小/材质不同的器具将冰块捞起（图1）。

难易度改变　可改变捞鱼器具，例如使用手、汤匙、叉子、网子、广告纸、夹子、镊子、筷子等改变难易度（图2）。

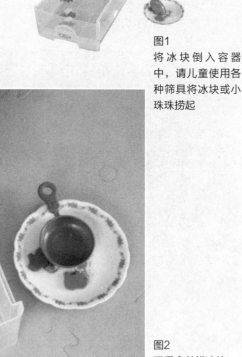

图1
将冰块倒入容器中，请儿童使用各种筛具将冰块或小珠珠捞起

图2
双手合并捞冰块

促进腕关节稳定及手腕上翘的活动

活动3-11 桌面下玩贴贴纸或连连看

目的　利用不同的操作平面促进手腕上翘的活动，促进精细动作发展。

材料　一般餐桌或办公桌、蜡笔、贴纸及贴纸簿。

方法　将贴纸簿或连连看等画纸贴于餐桌的反面，使儿童坐于地面上，将贴纸贴于簿子或做连连看活动（图1）。

图1　桌面下贴贴纸

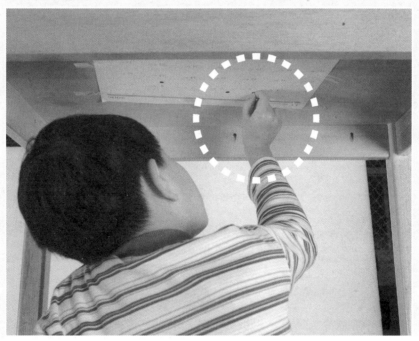

促进腕关节稳定及手腕上翘的活动

活动3-12　自制水枪

目的　增加手指肌力及手腕上翘活动，促进精细动作发展。

材料　雨伞防滴水塑料套（高温用塑料袋）、粉笔。

方法

1. 利用粉笔在地上画各种图形，例如三明治的三角形、吐司正方形或稻草人。

2. 用大头针在水袋的一角戳一个小洞（戳洞时，由袋内戳向袋外），再装适量的水，根据儿童动作能力，指导儿童将水喷于线上或线内（图1、图2）。

难易度改变

1. 控制水袋内水量调整难易度。

2. 改变使用工具，如用针筒装水（图3、图4）。

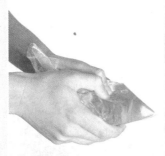

图1（上）　　水滴形水袋
图2（下左）　手腕上翘挤压水袋
图3（下中）　使用针筒
图4（下右）　持针筒喷纸上的线

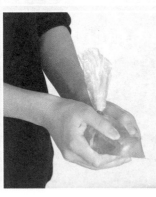
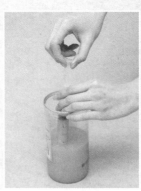
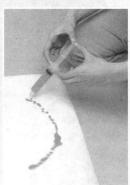

促进腕关节稳定及手腕上翘的活动

活动3-13 手掌抓毛巾

目的　促进手腕上翘的活动。

材料　一般长条毛巾。

方法　将双手摆好放置于桌面上，手腕
需贴在桌面上，请儿童慢慢地将垂于桌
面下的手巾收入掌内（图1、图2）。

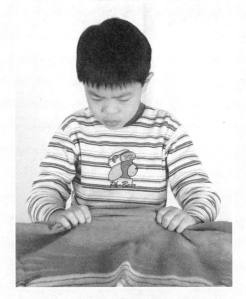

图1　准备动作

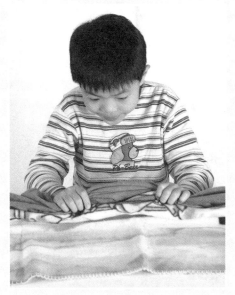

图2　毛巾往内收

促进腕关节稳定及手腕上翘的活动

活动3-14 促进手腕稳定及上翘的日常生活活动

目的 利用日常生活活动增加手腕上翘活动的机会，促进精细动作发展。

难易度改变及活动

1. 若儿童的手腕无法维持上翘的姿势，可给予部分协助，等手腕稳定度改善后再渐渐减少协助。

2. 此类活动包括挥手再见、擦黑板、打桌球、自制三明治、玩水枪、套圈圈（图1～图8）。

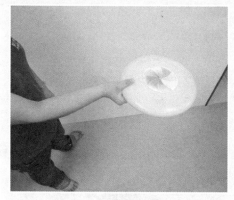

图2 丢掷飞盘

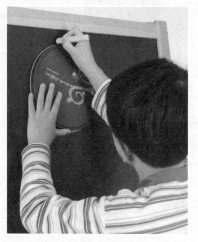

图1 直立平面活动
把物品挂（贴、画）在直立的黑板、白板或冰箱上，请注意作品需置放在眼睛以上的高度

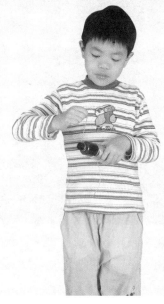

图3
卷毛线（卷陀螺玩具）或卷收跳绳

促进腕关节稳定及手腕上翘的活动

活动3-14 促进手腕稳定及上翘的日常生活活动（续）

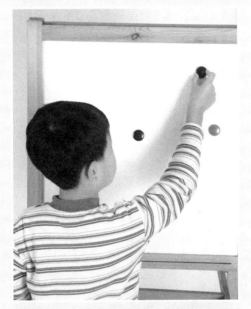

图4　利用斜面做书写及绘画活动

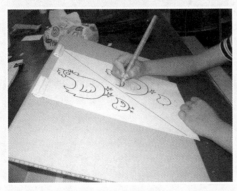

图5　桌面上的斜板辅具

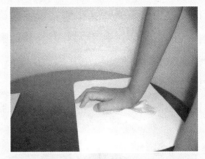

图6　站立姿势下用双手将圆形黏土压扁

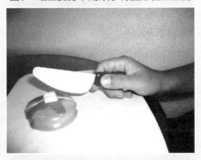

图7　使用塑料刀切水果、黏土或面团

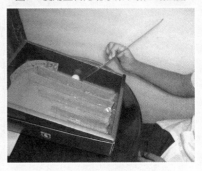

图8　弹珠台

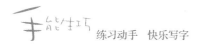
矫正手腕关节过度偏向尺侧的活动

活动3-15　手腕肌肉群伸展活动

目的　促进手腕维持在中间的位置及各个方向的活动，以利于大拇指及其他手指小肌肉之活动。

材料　地垫。

方法　在侧躺姿势下，手肘处承重，手指伸直，做手肘渐渐伸直躺下及弯曲回来的活动10次。

难易度改变　可利用游戏方式指导儿童用手当刀子将画在纸上的蛋糕切开（图1）。

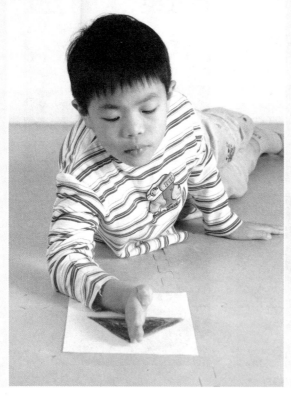

图1　切蛋糕

矫正手腕关节过度偏向尺侧的活动

活动3-16　促进手腕肌肉群往大拇指方向的活动

目的　促进手腕维持在中间位置的肌力及持续力。

材料　小盒子（例如牙线棒盒——约为儿童一个拳头的高度）、阿兵哥模型或可用食指弹出小积木、可站立目标物。

方法　指导儿童在趴姿下（或适当之桌面），手肘及手腕小指侧皆贴于地面或桌面上，将置于小盒子上的沙包射出，可玩射击游戏或射远（图1）。

难易度改变　在做精细动作活动时（如剪纸或穿珠），可指导儿童将手腕小指侧置于桌面操作（图2）。

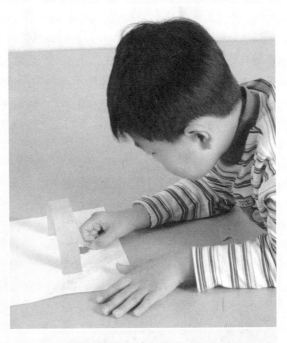

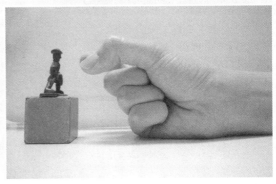

图1　雪花片射远

图2　打阿兵哥

矫正手腕关节过度偏向尺侧的活动

活动3-17　墙上小白板或画板上画泡泡

目的　促进手腕各个方向的活动。

材料　小白板（画板）、桌子。

方法　将桌子靠近墙面或将画板、小白板粘在墙上，指导儿童将手肘靠于桌面，限制儿童只活动手腕部分画蜗牛壳或泡泡等圆圈物品（图1）。

活动3-18　大家来存钱

目的　促进手腕各个方向的活动。

材料　小白板（画板）、磁铁、饼干盒

方法　制作一个存钱盒。磁铁于存钱盒背面贴于画板上。

难易度改变　从简单的存钱盒开始，如图1和图2。

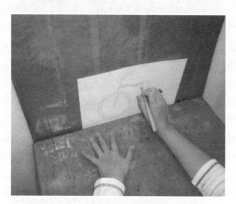

图1　在直立平面上画图

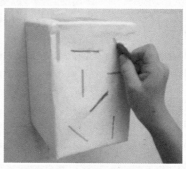

图1　粘在墙上的存钱筒

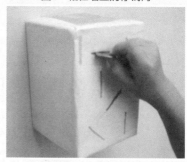

图2　投进不同方向的投币口

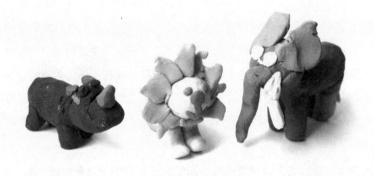

第四章

手部关节
动作控制

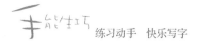

一、手部肌肉关节

手部的肌肉群主要包括手掌外部肌肉群（extrinsic muscle）及手掌内部肌肉群（intrinsic muscle），这两群肌肉的协调性是影响精细动作灵活度的关键因素。手掌外部肌肉群包括19条肌肉，其肌腱源自前臂，止于手掌，主要功能在于维持手腕的稳定度，使大拇指及其他手指的对掌操作更有效率并促进手部手弓的发展。手腕的稳定度对精细动作的影响及训练活动已于前一章节做说明，本章节将着重说明手掌内部肌肉群的功能及如何训练。

手掌内部肌肉群亦包括19条源自手掌内部的小肌肉，可分为大鱼际肌群（thenar eminence）、小鱼际肌群（hypothenar eminence）及手部深肌群（deep muscle）三类。大鱼际肌是指大拇指附近的三条肌肉，负责控制大拇指动作，维持虎口稳定及与其他手指做对掌活动；小鱼际肌则是位于小拇指处的三条小肌肉，主要控制小指弯曲、外展及形成手腕处手弓的部分（见图4-1）；手部深肌（包括骨间肌和蚓状肌）的主要功能则在于协助手指外展及并拢，并且依物品的大小形状来决定手掌抓握的力量及准备动作，而其中的拇指内收短肌（adductor polices brevis）的功能，可使拇指将指尖的物品推入掌心做掌内操作的活动。手部可做自主性的握及放是手部精细动作及掌内操作的必要条件，神经动作疾患或唐氏儿童，需请儿童职能治疗师评估其手部抓握能力及其他影响手部发展的因素，以选择适合的训练活动。

手指关节控制差的儿童，在做单手操作的活动时经常会有困难，例如常掉落物件、翻书页笨拙、扣扣子困难等。本章将讨论手部小肌肉及骨骼的发展——手弓的发展及稳定度、手部两侧分化、虎口打开并维持稳定、掌内操作能力、触觉及运动本体觉——对精细动作操作的影响。

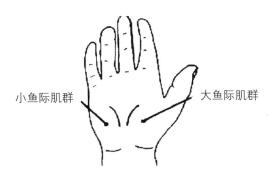

小鱼际肌群　　　　　　　　　大鱼际肌群

图4-1　大鱼际肌群、小鱼际肌群

二、手弓的发展及稳定度

手弓的作用在于协助手指形成适合物品大小的形状以利于抓握。此外，手弓可使手掌与物品的接触面积增大，以提升抓握的稳定性及增加感觉回馈，若手掌缺乏手弓则会影响功能性活动的操作手弓。

手弓包括：纵向手弓（longitudinal arch）、近端横向手弓（proximal transverse arch）、远端横向手弓（distal transverse arch）。纵向手弓为大鱼际肌（thenar muscle）和小鱼际肌（hypothenar muscle）形成的一个明显手弓，使手掌两侧肌肉执行不同功能的动作，保持手指抓握时的协调与稳定。近端横向手弓位于以腕骨中的楔状骨为基准的腕掌骨交接处，此为固定不动的手弓，因此即使在手掌打开的情形下，此手弓仍维持在原位置不动，这些固定的少动关节提供手部的稳定度又不至于过于僵硬。

加强手弓稳定的简单活动

活动4-1 建立儿童的手弓（一）

目的 形成手弓。

材料 乒乓球。

方法

1. 请儿童先尽量摆出手弓的姿势，将乒乓球放入儿童手掌内，并将球向下压，让儿童感觉手弓的形状（图1）。

2. 让儿童用手掌握住小球，引导儿童用力握紧再放开数次（图2）。

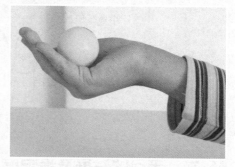

图1 感觉手弓的形状

图2 用力握紧

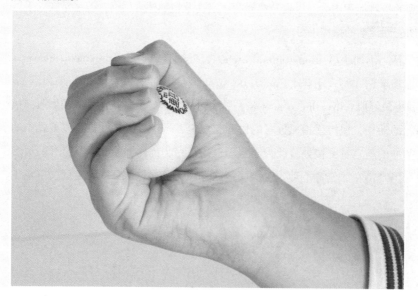

加强手弓稳定的简单活动

活动4-2 **建立儿童的手弓（二）**

目的　形成手弓并保持稳定。

材料　豆子（粉末或小颗粒类物品）、汤匙。

方法

1. 请儿童先尽量摆出手弓的姿势，再一匙一匙将豆子放入儿童的手掌内（图1）。

2. 当掌内的豆子越来越多时，儿童的手弓需维持在更稳定的姿势（图2）。

3. 计算儿童的手弓可放入几瓢豆子（图3）。

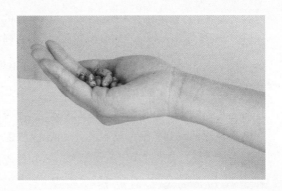

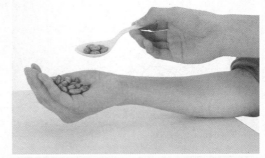

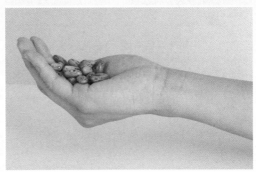

图1　用手弓装豆子
图2　装多一点豆子让手弓保持更深
图3　看手弓最深时能装多少豆子

加强手弓稳定的简单活动

活动4-3 双手合并捞鱼或捞冰块

目的 加强手弓稳定。

材料 水槽（大整理箱或浴缸）、冰块、鱼。

方法

1. 在水槽内装水（可加水彩染色），放入会漂浮的玩具、小鱼或冰块，可依捞起的数量及种类计分。

2. 指导儿童将双手合并捞起物品（图1）。

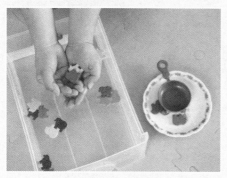

图1 双手合并捞起物品

活动4-4 双手合并摇骰子（大富翁）

目的 加强手弓稳定。

材料 大富翁游戏、两个骰子。

方法 将双手以十字交叉合并，在手心内放两个骰子并摇10下，在听到骰子撞击的声音后放开，数点数（图1、图2）。

难易度改变 可利用掷骰子来决定儿童需写生字的次数、游戏先后顺序、加减法练习、九九乘法。

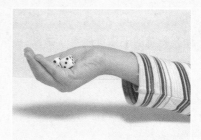

图1 放两个骰子

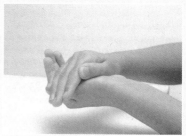

图2 双手合并摇

加强手弓稳定的简单活动

活动4-5 小镊子（草莓夹）夹海绵

目的　加强手弓稳定。

材料　小镊子、几个边长约1厘米的小立方体海绵、小瓶子。

方法　使用小镊子将小海绵夹入小瓶子内，提醒儿童使用镊子夹海绵时，学习控制手指的力量，避免把海绵夹扁（图1）。

难易度改变　由大人拿好硬币，请儿童使用镊子来拿，投入存钱桶内，将存钱桶置于直立平面，增加儿童手腕处动作控制的练习（图2）。

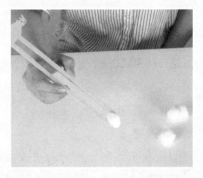

图1　使用小镊子夹小海绵，避免海绵被夹扁

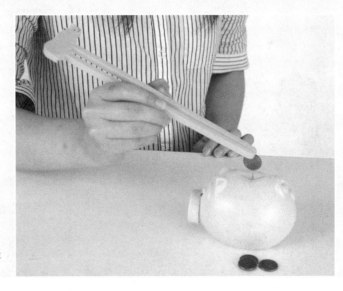

图2　镊子夹好硬币投入存钱桶

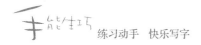

加强手弓稳定的简单活动

活动4-6 小球或纸团掷远

目的 加强手弓稳定。

材料 旧报纸、纸篓（垃圾桶）。

方法 将报纸折成5厘米纸条状，指导儿童一段一段撕下，用一只手将纸条揉成团后投入纸篓内（图1、图2）。

难易度改变

1. 以提供肩膀的支持与否来改变难易程度，在桌面上操作较手臂悬空操作容易。

2. 可改变纸张大小及材质，锻炼手指肌力。

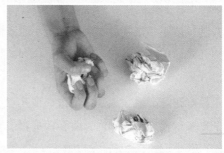

图1 将纸条揉成纸团

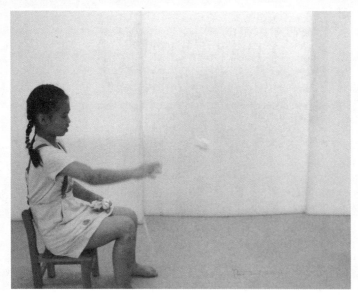

图2 投纸篓

加强手弓稳定的简单活动

活动4-7　服务生端盘子

目的　加强手弓稳定。

材料　纸杯、奶粉盖、保丽龙（即泡沫塑料）盘、玩具水果、糖果。

方法

1. 玩过家家游戏，请小朋友用正确的方式端水或水果到桌上给客人（图1、图3）。稳定性差的方式见图2。

2. 等儿童可稳定维持该姿势后，再指导其慢慢移动每个手指转动杯子或盘子。

难易度改变　先从旋转杯子等较为简单的动作开始，再旋转盘子（图4）。

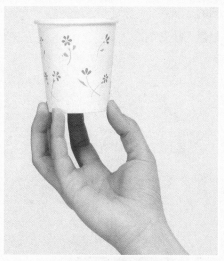

图1　正确（拿杯子）

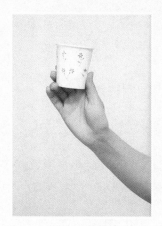

图2　稳定性差

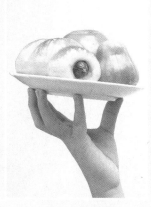

图3　正确端法

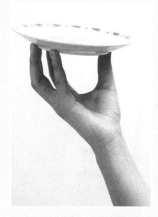

图4　从练习旋转空盘子开始

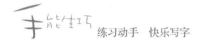
加强手弓稳定的简单活动

活动4-8　洗牌

目的　加强手弓稳定。

材料　扑克牌。

方法　利用玩配对或比大小的游戏，请儿童协助洗牌、示范（图1～图4）。

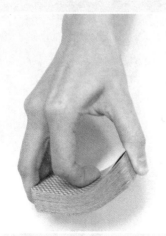

图1　单手拿好牌

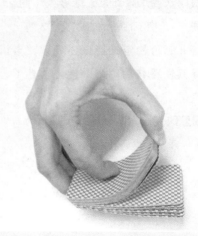

图2　练习将牌一张一张放下

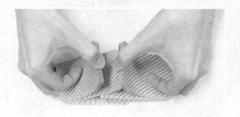

图3　双手练习

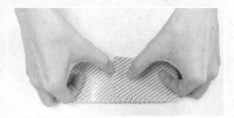

图4　完成洗牌活动

加强手弓稳定的简单活动

活动4-9 橡皮筋1——热气球

目的

1. 加强手弓稳定。

2. 加强虎口稳定及手指对掌能力。

3. 锻炼个别手指活动。

材料 彩色橡皮筋。

方法 具体见图1~图7。

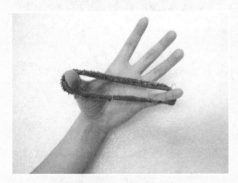

图1 在拇指和小指套上橡皮筋

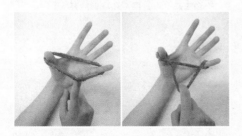

图2 右手食指经下排橡皮筋的下方将上排橡皮筋往下拉

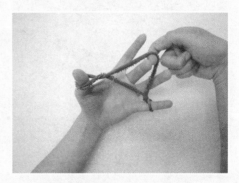

图3 将下拉的橡皮筋套入左手中指

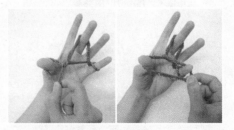

图4 将套在拇指的橡皮筋内侧拉开套到小指（拇指不能将橡皮筋放开）

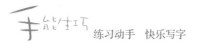

加强手弓稳定的简单活动

活动4-9 橡皮筋1——热气球（续）

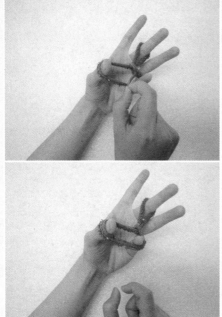

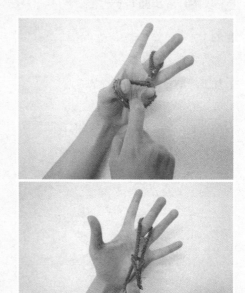

图5　将套在小指的橡皮筋内侧拉开套到小指
（小指不能将橡皮筋放开）

图6　右手食指扣入左手拇指和小指中间并拉住
橡皮筋，再将拇指和小指放开

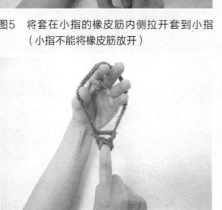

图7　左手所有的手指放入套在中指的橡皮筋
内，并撑开橡皮筋呈圆弧状，即完成

加强手弓稳定的简单活动

活动4-10　橡皮筋2——左右手交换橡皮筋

目的　锻炼个别手指活动。
材料　彩色橡皮筋。
方法　具体见图1～图8。

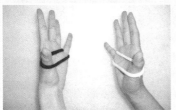

图1
两条颜色不同的橡皮筋分别套于两手的大拇指及小指

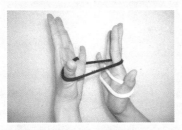

图2
食指分别穿入另一手的橡皮筋下方

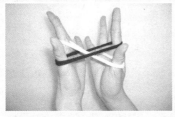

图3
双手打开呈星状

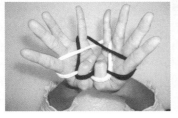

图4
双手的大拇指同时往内转扣住大拇指前方的两条橡皮筋后往外旋

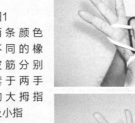

图5
依照图4的方法，两手的小指同时往内转后往外旋

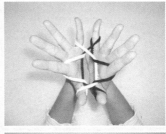

图6
小指勾橡皮筋的相对位置

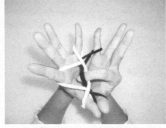

图7
分别将食指的橡皮筋放开

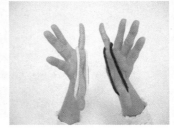

图8
将两条不同颜色的橡皮筋换至另一只手

加强手弓稳定的简单活动

活动4-11　橡皮筋3——编跳绳

目的　加强虎口稳定及手指对掌能力。
材料　彩色橡皮筋。
方法　具体见图1~图6。

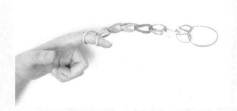

图1　将3~4个橡皮筋串起后放至食指

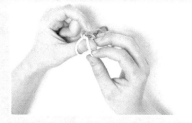

图4　食指橡皮筋穿入大拇指橡皮筋

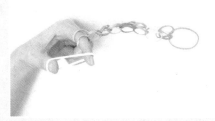

图2　右手将一橡皮筋套至左手的大拇指及食指中间

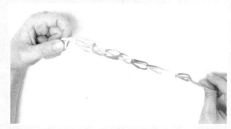

图5　从大拇指把橡皮筋移出来

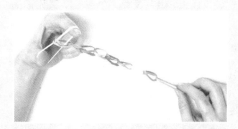

图3　右手将编好的部分移到左手大拇指和食指中间

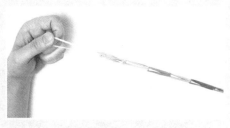

图6　将橡皮筋拉紧，即完成

加强手弓稳定的简单活动

活动4-12 橡皮筋4——蜘蛛结网

目的

1. 加强手弓稳定。

2. 加强虎口稳定及手指对掌能力。

材料　彩色橡皮筋。

方法　具体见图1～图7。

图1（左上）	右手将橡皮筋套入左手拇指，转180度后再套入食指
图2（左下）	套入食指后再转180度套入中指。以此类推，再一一套入无名指和小指
图3（右上）	呈现出每只手指都被橡皮筋圈住
图4（右下）	再拿另一条橡皮筋套在第一条橡皮筋上方

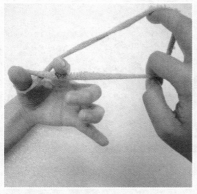

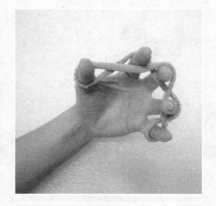

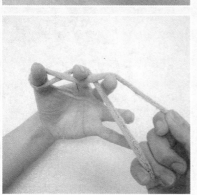

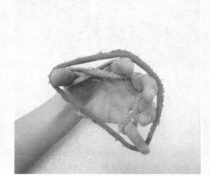

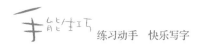
加强手弓稳定的简单活动

活动4-12 橡皮筋4——蜘蛛结网（续）

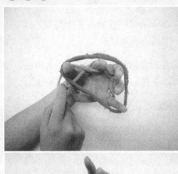

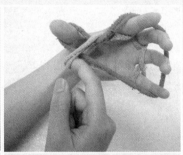

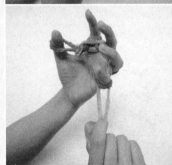

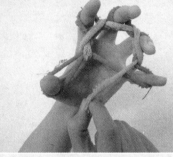

图5 将套于手指的第一条橡皮筋由外侧拉起，越过手指——往手心方向拉，覆盖在第二条橡皮筋上

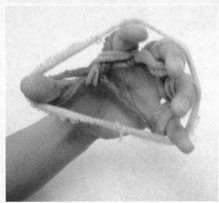

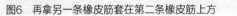

图6 再拿另一条橡皮筋套在第二条橡皮筋上方

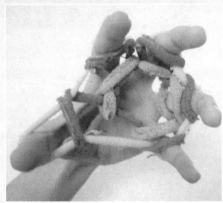

图7 重复前面的动作即可完成蜘蛛结网的活动

加强手弓稳定的简单活动

活动4-13 夹链袋封装物品

目的

1. 加强手弓稳定。

2. 加强虎口打开及稳定。

材料 夹链袋、雪花片、小积木或钱币。

方法

1. 请儿童将雪花片或钱币分装于夹链袋内。

2. 指导儿童利用指尖（而非指腹）的部分将夹链袋封好（图1）。

3. 轮流使用各个手指与拇指合作将袋子封好。

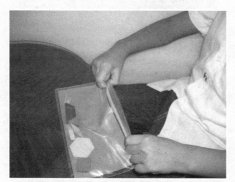

图1 用大拇指及食指将夹链袋封好

活动4-14 蜘蛛

目的

1. 加强手弓稳定。

2. 加强虎口打开及稳定。

方法

1. 双手每根手指头相对互碰，但手掌不相碰（图1）。

2. 手指蜷起，远程指节的背面相对（图2）。

3. 重复手指伸直和弯曲的交替动作。

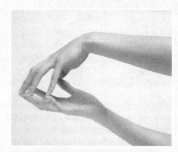

图1 手指对应手指打开

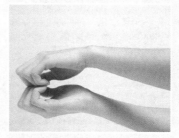

图2 双手蜷起手指对手指

加强手弓稳定的简单活动

活动4-15 打洞器

目的 加强手弓及虎口稳定。

材料 打洞器数个。

方法

1. 指导儿童拿打洞器的方法（图1）。

2. 从较松的打洞器开始使用。

3. 可将做好的小纸片贴于卡片或图上作为装饰（图2）。

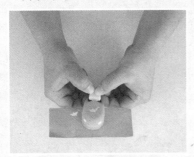

图1 使用打洞器时仍维持手弓

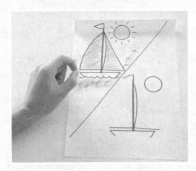

图2 指尖捡起小纸片，贴于卡片或图上

活动4-16 日常生活游戏活动

目的 加强手弓及虎口稳定。

活动 扮家家酒之工具，例如：倒水、把碗盘擦干、用刀子切开水果、使用滚轮刀切比萨、滚印章（图1、图2）。

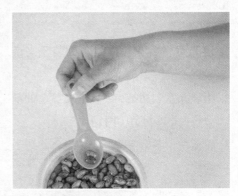

图1 扮家家酒

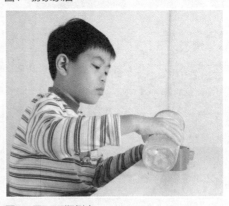

图2 用PET瓶倒水

▎三、手部两侧分化

手部的功能可分为桡侧（亦称为技巧侧）及尺侧（亦称为稳定侧）。桡侧包括拇指、食指及中指部分，这三根手指的发展对于发展精细动作、拇指对掌能力及有效率地操作物品起着很重要的作用。而尺侧包括无名指及小指，较有利于抓握、施力及维持手部的稳定。儿童手部两侧分化有利于提升书写的速度、持续度及写出工整的字。

尺侧与桡侧分化的动作功能在于发挥远程横向手弓的制衡效果，无名指及小指的功能是较为有力的抓握，当这两指弯曲时可强化手弓稳定度让前三指做较为精细的动作。同样的，当拿咖啡杯时，一般会将无名指及小指打开并与食指和中指分开，因为此时弯曲的食指和中指因为与无名指及小指分开而使手弓更稳定，以利于抓握。儿童在两岁时除了会用食指指物品之外，很少会做出个别的手指活动；儿童约在40个月大时，才可做出手指个别的动作及将手部两侧分化出来。

在做手掌两侧分化活动时需注意将后两根或三根手指弯起，或指导儿童将小物品放在后两根手指中握住。

加强手掌两侧分化的活动

活动4-17　喷水枪

目的　加强手掌两侧分化。

材料　喷水壶。

方法　可在打扫时间清洁黑板或每天早晨协助浇花（图1）。

难易度改变　也可以使用玩具水枪比赛射远或玩射中目标物的户外游戏。

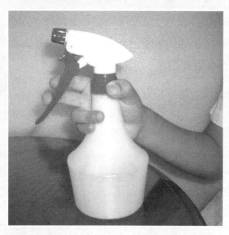

图1　无名指及小指握住瓶身使用喷枪清洁黑板

活动4-18　手部模仿动作

目的　加强手掌两侧分化。

活动　手部模仿动作：数字2、手枪（图1）、手语I love you（图2）。

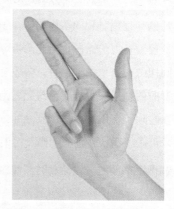

图1　模仿手枪

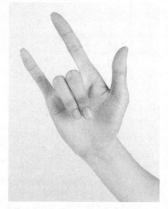

图2　手语（I love you）

加强手掌两侧分化的活动

活动4-19 圆圈贴纸

目的

1. 加强手掌两侧分化。

2. 加强手眼协调能力。

材料 圆圈贴纸、着色本。

方法 将贴纸薄固定于直立面（如白板或墙上）指导儿童沿着色本上的线依序贴上图形。

难易度改变

1. 可由简单、不需依照位置的贴纸开始（图1），再渐渐给予结构性活动，需要较多手眼协调能力的圆圈贴纸活动（图2）。

2. 贴贴纸时，可同时在无名指及小指中抓握小物品，增进手掌两侧分化。

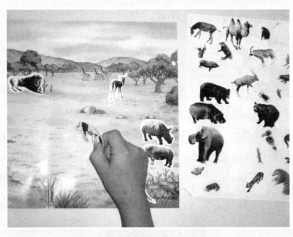

图1 一般贴纸簿及麦当劳贴纸

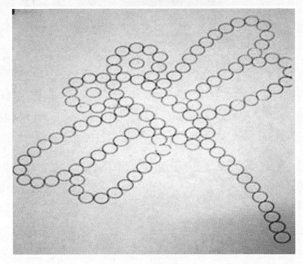

图2 圆圈贴纸

加强手掌两侧分化的活动

活动4-20　镊子夹豆

目的　加强手掌两侧分化。

材料　20~25个花豆、镊子、小杯子。

方法　指导儿童使用前三指操作镊子，另一手的前三指则拿住杯子，将花豆夹入杯内（图1、图2）。

难易度改变　要求加快夹取的速度或使用更小的镊子及豆子来增加难度。

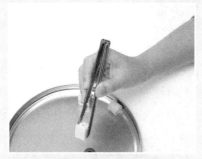

图1　镊子夹串珠

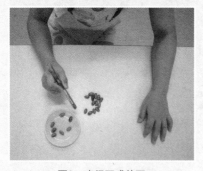

图2　夹绿豆或花豆

活动4-21　衣夹传沙包

目的　加强手掌两侧分化。

材料　小沙包、晾衣夹。

方法　每个小朋友一个衣夹，指导儿童以前三指抓握衣夹，无名指及小指需弯曲，大家围成一个圈圈传递沙包于一个小桶内，在传递时尽量避免掉落（图1）。

难易度改变

1. 可置放小物品于无名指及小指处，确定其后两指为弯曲，以促进手掌两侧分化（图2）。

2. 手肘置于桌面上传递较空中传递容易（图3）。

3. 改变沙包大小及重量。

4. 两手同时进行，交换不同颜色的沙包（图4）。

加强手掌两侧分化的活动

活动4-21　衣夹传沙包（续）

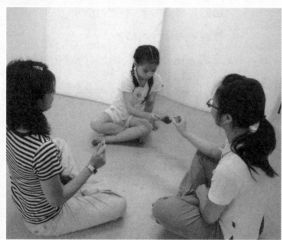

图1　团体游戏

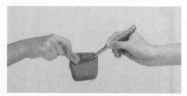

图2　使用不同的工具（在无名指及小指处放小物品握住）

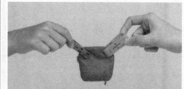

图3　空中传递

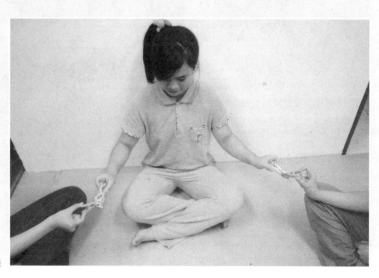

图4　两手同时传递

加强手掌两侧分化的活动

活动4-22 黏土正方体

目的 加强手掌两侧分化。

材料 黏土、牙签。

方法

1. 可用手掌或拇指与食指对搓，将黏土搓成小圆（图1），使用牙签做成正方体或金字塔等形状，也可由儿童自行创作（图2）。

2. 在搓黏土及做正方形的过程中，让儿童用无名指及小指握住小珠子。

活动4-23 回形针项链

目的 加强手掌两侧分化。

材料 回形针约25个。

方法 指导儿童将回形针依次连接起来做成项链（图1）。

图1 回形针项链

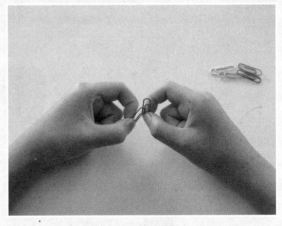

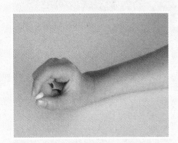

图1 大拇指与食指将黏土搓成小圆

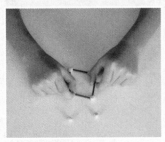

图2 使用牙签做成正方形

加强手掌两侧分化的活动

活动4-24 弹钱币

目的 加强手掌两侧分化。

材料 钱币（瓶盖或纽扣皆可）。

方法 将钱币放于拇指及食指上（图1），用大拇指弹出看看可弹出多远（图2），需注意手腕方向以确定钱币是往外弹出。

难易度改变 要求将瓶盖弹到指定范围（呼啦圈）及容器内（图3、图4）。

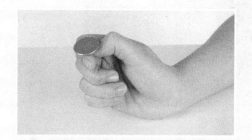

图1 钱币放于拇指及食指

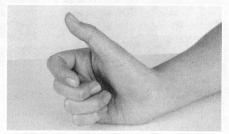

图2 钱币被弹出

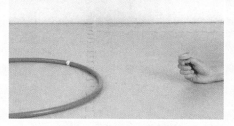

图3 将瓶盖弹到呼啦圈内

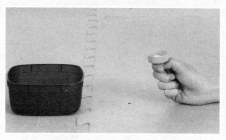

图4 将瓶盖弹到指定容器中

加强手掌两侧分化的活动

活动4-25 撕贴画

目的 加强手掌两侧分化。

材料 广告纸、色纸，着色本。

方法

1. 指导儿童将长条纸撕成指甲大小的纸片贴于着色本的图形内（图1）。

2. 可使用镊子增加难度（图2）。

难易度改变 可要求儿童将报纸或广告内容沿图案轮廓撕下而不破坏画面上的图形（图3、图4）。

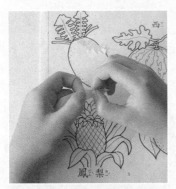

图1 用指甲撕成指甲大小纸片

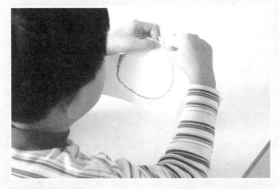

图3 沿图轮廓撕下

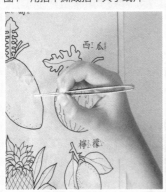

图2 使用镊子增加难度

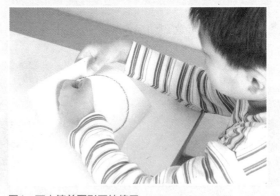

图4 可由简单图形开始练习

加强手掌两侧分化的活动

活动4-26 日常生活中加强手掌两侧分化及大拇指的使用

目的　加强手掌两侧分化。

材料　大头钉、图片。

方法

1. 让儿童在洗衣盆中清洗娃娃衣服和毛巾并将其拧干，用衣夹晾在晒衣绳上（可选用不同厚度的毛巾或手帕）。

2. 让儿童画好的图画或卡片使用大头钉钉于软木板上（图1）。

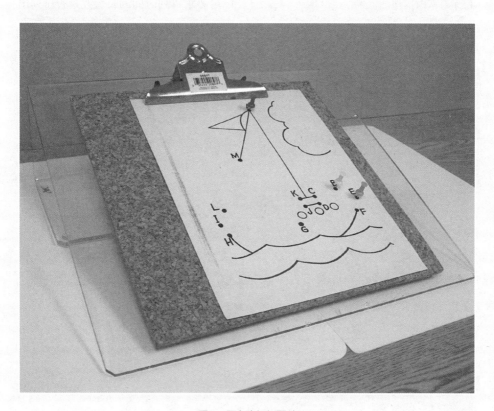

图1　用大头钉钉图片

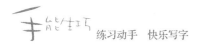

加强手掌两侧分化的活动

活动4-27 骨牌

目的

1. 加强手掌两侧分化。

2. 练习指尖抓握。

3. 加强虎口及对掌能力。

4. 练习掌内操作。

材料 骨牌或类似的积木、秒表。

方法 使用拇指及食指排骨牌，看看在5分钟内可排几个。

难易度改变

1. 可要求排列时间的长短或是否排列出特定的图形来改变难易度（图1）。

2. 改变骨牌大小来改变其难易度。

3. 可要求儿童在排列每个骨牌时做旋转骨牌的动作，加强掌内操作能力（图2）。

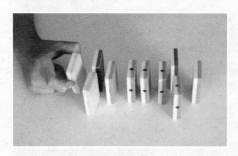

图1 排骨牌

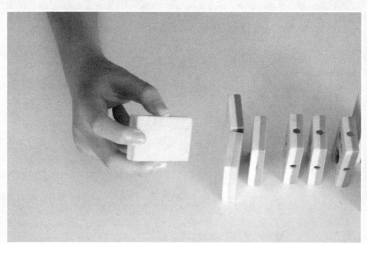

图2 旋转骨牌

▎四、虎口维持稳定展开的姿势

要能维持一个稳定的虎口打开和手指对掌的动作，必须先拥有良好的手腕稳定度、手弓发展、手部两侧的分化及手指可个别独立操作。

手部的构造中因为尺侧屈腕肌较紧，因此在手腕翘起（wrist extension）时，四指、五指还要有操作能力是较困难的；但在大拇指部分则不同，大拇指的掌指间关节（CMC joint）在手腕上翘时可使大拇指做出最大活动度，因此更容易做出旋转（rotation）、与其他四指对掌（opposition）的动作。

如果这个关节外展及旋转的角度不够大，则无法提供足够的稳定度；此拇指关节活动度受限时，儿童在握笔时易把拇指压在食指侧面或塞入食指内侧。拇指指间关节的稳定度不够也无法维持最大角度且稳定虎口。

Elliot和Connolly（1984）认为大拇指与食指的虎口够大可以使手部指尖的操作更灵活，使用到上臂力量的机会较少，会是一个较省力、舒适的动作。此外，从手部内在肌肉（intrinsic muscles）的感觉输入可调整握笔时的力量。如果改为使用强力抓握（power grip）方式握笔，手部蚓状肌（lumbricals）并不会收缩，手部就较缺乏关节调节的潜力及本体觉的引导。

虎口的稳定可促进孩子指尖活动的灵巧度及操作物品的效率，当儿童的虎口稳定度不足时会使用上臂代偿动作来操作物品而显得笨拙。手腕关节的位置与虎口的稳定度有密切关系，当手腕关节过度偏向尺侧时容易影响大拇指指间关节的外展功能，进而影响大拇指指尖与其他手指指尖对掌操作物品的能力。

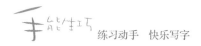
加强虎口稳定（拇指与食指对掌、指尖相对的活动）

活动4-28 注射针筒喷水游戏

目的　虎口打开并维持稳定。

材料　小注射针筒。

方法

1. 指导儿童使用小注射针筒吸起杯内的水，沿地上粉笔画好的线喷水（图1、图2）。

2. 参考图示指导儿童如何使用注射针筒吸水及喷水。

难易度改变　若注射针筒的喷水较不易控制或儿童动作能力稍差，先指导儿童将水柱喷在粉笔画的图形内即可。

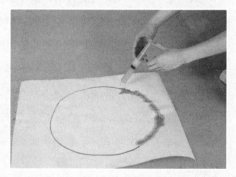

图2　喷水于框中

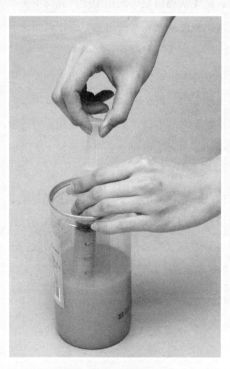

图1　吸水时虎口展开

加强虎口稳定（拇指与食指对掌、指尖相对的活动）

活动4-29 舀弹珠

目的

1. 虎口打开并维持稳定。

2. 肩膀稳定。

材料　小布丁汤匙、弹珠、养乐多瓶。

方法　准备一小盘弹珠，左手扶好养乐多瓶，计数瓶内可以放入几个弹珠。

难易度改变

1. 若儿童虎口稳定度较差，可从黄豆或红豆等代替弹珠开始（错误姿势见图1，正确姿势见图2）。

2. 若儿童虎口打开及稳定度较好，可要求其用勺子舀弹珠保持一段距离后再将弹珠放入养乐多瓶内。

3. 让儿童将10颗弹珠放入瓶内并计算时间。

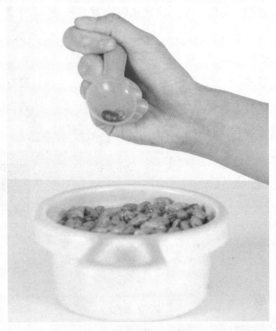

图1　错误姿势，无虎口

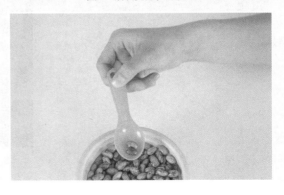

图2　正确姿势

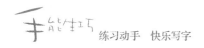

加强虎口稳定（拇指与食指对掌、指尖相对的活动）

活动4-30 **图钉戳画**

目的 加强手掌两侧分化的能力、三点抓握能力。

材料 图钉、软木垫、厚纸箱。

方法

1. 将大头针放入一般握笔器内（图1）。

2. 将连连看的图形贴于软木垫或裁好的纸板上，请儿童依照顺序戳洞（可使用大头针蘸水彩提示儿童哪些洞已戳过）。

难易度改变 将纸板贴于直立平面，加强训练手腕上翘及手弓稳定（图2）。

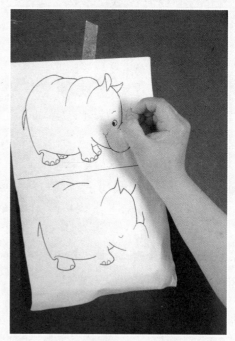

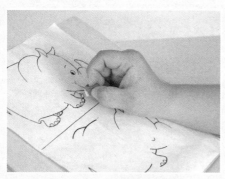

图1　大头针放入握笔器内戳洞　　　　图2　置于垂直平面（白板）

加强虎口稳定（拇指与食指对掌、指尖相对的活动）

活动4-31 老鼠笔画画

目的　虎口打开并维持稳定。

材料　自制老鼠色笔。

方法　拿保丽龙球插入一个短蜡笔（图1）。

难易度改变　日常生活中可使用小瓶胶水，在垂直的平面上涂满胶水（图2）。正确拿法见图3。

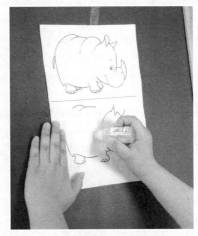

图2　在垂直平面上涂胶水

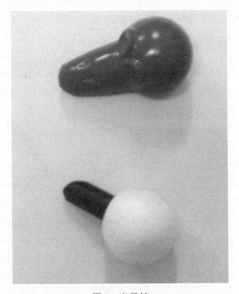

图1　老鼠笔

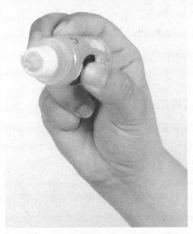

图3　正确拿法（拇指和食指、中指对掌，虎口打开）

加强虎口稳定（拇指与食指对掌、指尖相对的活动）

活动4-32 射弹珠游戏

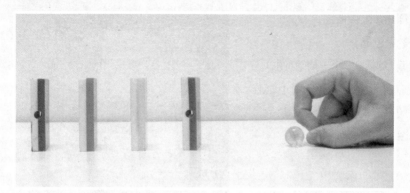

图1 射弹珠

目的

1. 虎口打开并维持稳定。

2. 加强手掌两侧分化。

3. 锻炼手眼协调能力。

材料 弹珠（可以用小沙包替代）、骨牌（可以用小积木替代）、沙盘或沙地。

方法

1. 将骨牌排成一条直线，骨牌间隔约为2厘米，将食指弯曲碰大拇指，用食指将弹珠射出打倒骨牌（图1）。

2. 将弹珠散落放在一个范围内，约从30厘米外开始发射，比赛看谁射中的目标物较多。

3. 可用胶带围起两个大小不同的同心圆，内圈放置大弹珠，从圈外试着将内圈的大弹珠射到两圆之间的位置。

难易度改变

1. 利用不同的姿势（趴/坐/站姿)改变难易度。

2. 可利用雪花片作为射击工具（图2）。

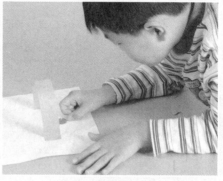

图2 雪花片射击

加强虎口稳定（拇指与食指对掌、指尖相对的活动）

活动4-33 日常生活活动及促进虎口稳定的玩具

目的 虎口打开并维持稳定以利于指尖操作。

活动 安全帽扣环、扣纽扣、按压跳跳猴玩具。

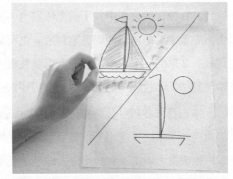

图1 指尖捡起打洞器打出的小纸片，贴在图片上

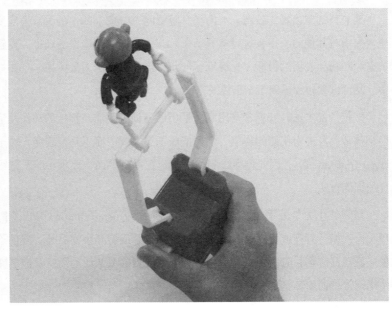

图2
大拇指及食指、中指按压跳跳猴

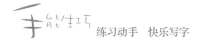

五、发展掌内操作能力

掌内操作能力是指可用五个手指将手掌内小物品移动并调整到适合操作或使用的位置，在操作的过程中并不需要依靠另一只手或身体的其他部位或桌面来协助。日常生活中最常见的动作即调整笔到适合书写的位置、拿取一串钥匙时单手选出要开门的钥匙、拿取5~6个钱币投入贩卖机或数钱币等。儿童简单的掌内操作技巧从18个月开始至7岁发展成熟，但其熟练度及效率仍与成人有差别。

掌内操作技巧可分为移位（translation）及旋转（rotation）。移位是指将小物品由指尖送入手掌内，或用手指将手掌内的小物品推出至指尖的动作，例如：将钱币由手掌内推出至大拇指及食指指尖，即手掌到手指（palm-to-finger），将钱币由手指收到手掌内即为手指到手掌的移位（finger-to-palm translation）；旋转亦可分为简单的旋转（simple rotation），如转陀螺，及复杂的旋转（complex rotation），如转笔。

要有好的掌内操作技巧，大拇指掌腕骨间（CMC joint）的关节角度要够大，才能使大拇指与其他的手指头有对掌的动作。此外，做掌内操作活动也需要触觉系统的回馈来判断物品表面的材质、光滑度、形状、需使用多少力量抓握，且在抓握时力量适中，又可以移转物体而不至于掉落。

按传统的方法，我们常会用穿珠子活动来训练小朋友移位的动作及手部灵巧度，但小孩常会发展出代偿的现象，譬如把珠子穿入线中而不是把线穿入珠子中（palm to finger translation），因此将穿线洞洞板固定在垂直平面，要求小朋友把线穿入是更适合的训练方式。

做需较小力量的手部旋转动作时，会使用precision rotation skill（精细的旋转技巧），例如：打开或旋紧管子或瓶盖，旋转把手或旋开小物品等。当孩子用前臂的力量来旋转这些物品时，则要注意评估小朋友拇指的关节活动角度及稳定度是否不足而使用前臂协助旋转。

　　玩扑克牌发牌时，把牌呈扇状展开也需要将大拇指（CMC joint）角度开到最大，所以CMC关节的稳定度及关节角度对握笔动态控制及发牌是很重要的，对于高年级学生而言，发各种大小不同的牌可加强这方面的能力。另外大拇指的触觉也很重要，可以判断是否有两张重叠的牌。

加强掌内操作能力的活动

活动4-34 吸管项链

目的　促进掌内操作能力（移位）。

材料　细线、将吸管剪成约1厘米长的小吸管。

方法　前臂撑在桌子上，只动拇指和食指，做弯曲和伸直的动作，把线推入吸管中（图1）。

难易度改变

1. 可以根据儿童的年龄使用粗细不同的吸管（年龄小用粗的，年龄大用细的）。

2. 可要求儿童一次拿取5个剪下的小吸管，再从掌心将小吸管推至拇指及食指穿入线。

3. 也可使用较细的空心面并使用鱼线，将鱼线推入空心面中，增加活动的困难度（图2）。

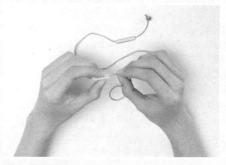

图1　穿吸管

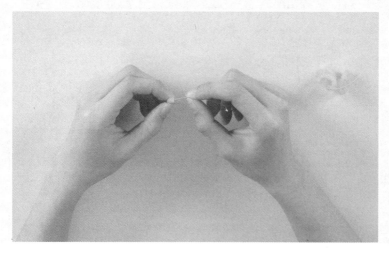

图2
使用钓鱼线
穿空心面

加强掌内操作能力的活动

活动4-35 日常生活（玩铅笔）

目的　加强手掌两侧分化；加强掌内操作能力（移位）。

材料　铅笔。

方法　10支铅笔逐一收入手中（图1、图2）。

难易度改变

1. 减少铅笔的数量。

2. 使用三角铅笔。

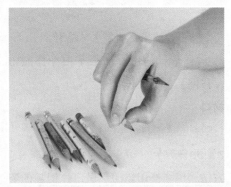

图2　逐一放回铅笔

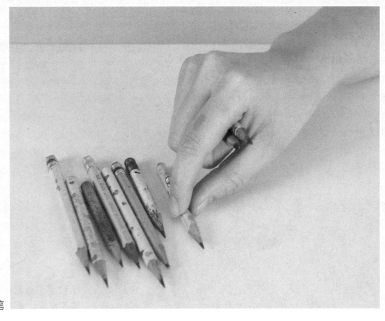

图1　逐一收铅笔

加强掌内操作能力的活动

活动4-36　回形针

目的

1. 拿塑料盖的手：加强手弓稳定。
2. 放回形针的手：加强掌内操作能力（移位）。

材料

1. 塑料盖或塑料盘（图1）。
2. 回形针数个。

方法　用非惯用侧的手做出弹钢琴的姿势扶好塑料盖，用惯用手将10个回形针一次一个放入手中，再一次一个由手掌内推出放入塑料盖。

难易度改变　以提供肩膀的支持与否来改变难易程度，在桌面上操作比在空中操作容易（图2）。

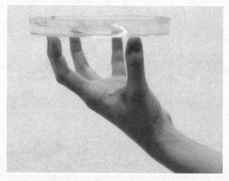

图1　一手扶好塑料盖，另一手将回形针放入

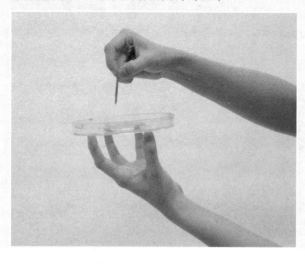

图2
手肘靠于桌面上来协助肩部稳定度不足的儿童

加强掌内操作能力的活动

活动4-37　投硬币进入存钱筒

目的　加强掌内操作能力（移位）。

材料　硬币、存钱筒。

方法　将硬币单手逐一拿入掌内，再一个一个由手掌内推出到存钱筒（图1、图2）。

难易度改变　可先用两个硬币在手中开始练习，再渐渐增加至4～5个硬币。

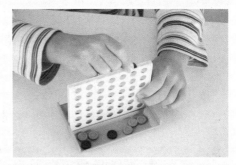

图2　将硬币由手掌内逐一移出

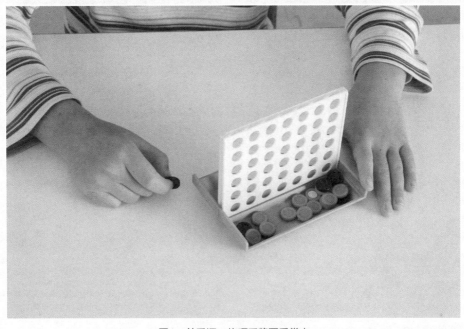

图1　单手逐一将硬币移至手掌内

加强掌内操作能力的活动

活动4-38 **毛毛虫**

目的　加强掌内操作能力（移位）。

材料　一般铅笔（大铅笔）。

方法　请儿童以握笔姿势握住铅笔的尾端，大拇指、食指及中指同时移动像毛毛虫一样往下爬（图1、图2）。

难易度改变　改变铅笔的长短及粗细（图3、图4）。

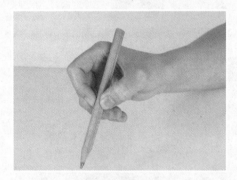

图1　小铅笔示范

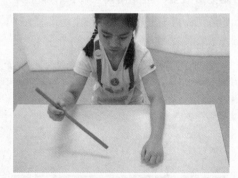

图3　从笔的末端开始

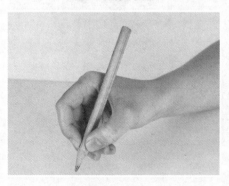

图2　手指移至小铅笔笔尖

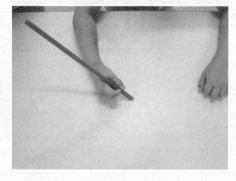

图4　慢慢往下移动

加强掌内操作能力的活动

活动4-39　旋转乒乓球

目的　加强掌内操作能力（旋转）。

材料　乒乓球、贴纸。

方法　将儿童喜爱的贴纸贴在乒乓球上，将贴纸面朝下请儿童使用前三指将乒乓球翻到正面（图1、图2）。

难易度改变

1. 可要求儿童做顺时针、逆时针方向旋转或由上往下的旋转，可用后两指握住小物品维持两指弯曲的姿势。

2. 使用两颗颜色不同的小球在手掌内旋转，利用大拇指将一颗球往内推送，另一颗则利用其他手指的力量推向大拇指指端（图3、图4）。

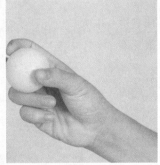
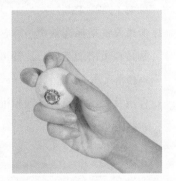

图1（左）
贴纸面朝内

图2（右）
请儿童利用前三指旋出贴纸面

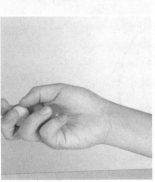
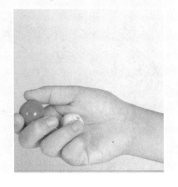

图3（左）
两颗颜色不同的小球
（旋转前位置）

图4（右）
单手旋转后位置

加强掌内操作能力的活动

活动4-40 **钱币翻面比赛**

目的　加强掌内操作能力（旋转）。

材料　钱币、秒表。

方法　将20个钱币正面朝上排列成"S"形或"X"形，看儿童花多少时间将钱币翻转（图1）。

难易度改变

1. 用拇指上翻或食指下翻的动作把钱币翻面（图2、图3）。

2. 拇指及食指抓握钱币边缘，使用食指翻转钱币增加难度，比赛可完成几圈不掉落（图4）。

3. 食指及中指夹钱币，拇指推钱币转圈或翻跟斗（图5）。

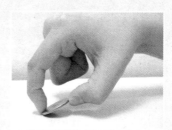

图2　拇指上翻

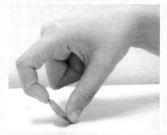

图3　食指下翻

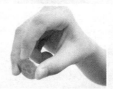

图4　拇指与中指抓钱币，食指翻跟斗

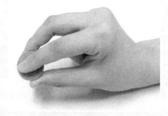

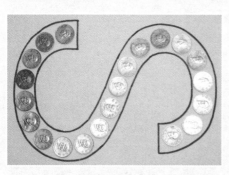

图1　将钱币排成"S"形

图5　食指与中指夹钱币，拇指推钱币翻面

加强掌内操作能力的活动

活动4-41 记忆扑克牌

目的　加强掌内操作能力（旋转）。

材料　扑克牌（含鬼牌）。

方法

1. "海底捞针"游戏：请儿童翻开两张相同花色的纸牌，收集越多分数越高。鼓励儿童只使用大拇指、食指及中指翻牌（图1）。

2. 抽鬼牌：将扑克牌呈扇状展开玩抽鬼牌游戏（图2）。

难易度改变　针对年龄大的儿童可增加扑克牌张数或要求翻出数字相同（或相加起来为10）的牌。

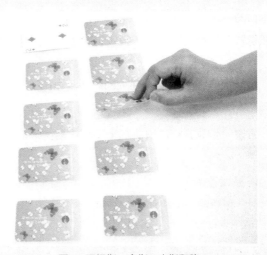

图1　用拇指、食指、中指翻牌

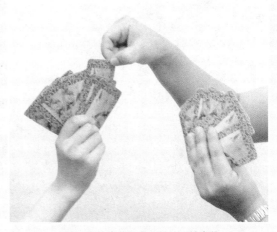

图2　将扑克牌呈扇形展开玩抽鬼牌

加强掌内操作能力的活动

活动4-42 转陀螺

目的　加强掌内操作能力（旋转）。

材料　自制陀螺（厚纸板、竹筷、彩色笔）：使用圆规做一个半径为4厘米的彩色圆，将5厘米的竹筷插入圆心就制作成一个自制陀螺（图1）。

方法　指导儿童使用前三个手指旋转陀螺（图2）。

难易度改变　可要求儿童在旋转的同时，用后两指捏住小物品。

活动4-43 单手旋开瓶盖

目的　加强掌内操作能力（旋转）。

材料　附瓶盖的小瓶子（如护唇膏、沐浴旅行组的瓶子、牙膏、小瓶胶水）。

方法　将瓶身置于手掌中的无名指及小指处抓握好，利用最短的时间将瓶盖旋开（图1、图2）。

难易度改变　需要求另一手置于背后以避免用手协助。

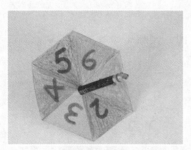

图1　自制陀螺

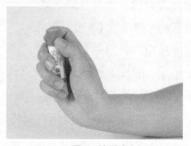

图1　护唇膏

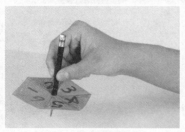

图2　三指转彩色笔陀螺

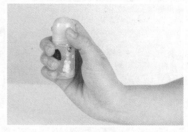

图2　小瓶胶水

加强掌内操作能力的活动

活动4-44 转铅笔

目的

1. 手掌两侧分化。

2. 掌内操作（旋转）。

材料 铅笔。

方法 使用前三个手指将手中的铅笔以顺时针或逆时针方向旋转180度（图1）。

难易度改变

1. 使用粗细不同的笔或六角笔来改变难易度（图2）。

2. 尝试将笔慢慢旋转。

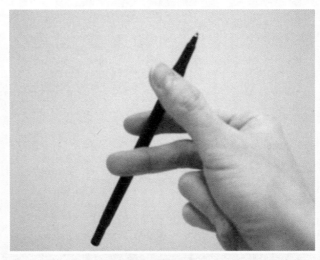

图1 旋转

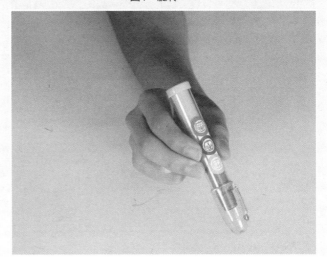

图2 预备动作

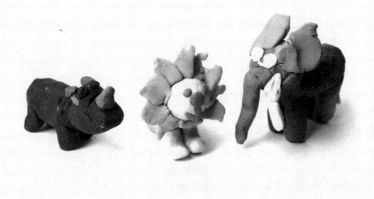

第五章

两侧协调

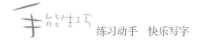
一、何谓两侧协调

上肢两侧协调是指左右手一起操作完成动作的能力，这样的能力从儿童时期开始发展，从不协调的上肢动作，到渐渐地儿童可以使用双手做不同的动作，例如：在使用剪刀时，一只手要移动纸张的方向，另一只手要操作剪刀。

二、两侧协调困难的影响

两侧协调困难是常见的动作缺失，有两侧协调困难的小孩用两手分工操作时较为困难。有的小朋友常会变换左右手来做较精细的活动，左右手为互相竞争的动作模式而非合作型的动作模式；有的小朋友未确立惯用手时，非惯用手的辅助角色也相对无法执行（例如写字或着色时，另外一只手忘了使用，并用两侧身体的动作来代偿）。可让此类小朋友在纸上画上有颜色的手掌图形，提醒其非惯用手该放在这个位置，或语言提示用非惯用手需压住纸张，这种非惯用手的协助也可以提醒小孩坐姿更正确。

有两侧协调困难的小朋友，在画横线或斜线时，过中线会较犹豫或画突出；或者在斜线的中间断掉；画右上到左下的斜线时会画成由上到下的直线，或中间有转折或中断，一般五岁右手优势的小朋友可以完成右斜线，画左斜线的能力约晚三到六个月。有两侧协调困难的小朋友易将斜线画成直线，因此在英文书写方面存在一定障碍，进而影响写字速度。

有两侧协调问题的儿童，在书写上最常见的是会写出左右相反的数字和文字，特别是两边分开的字体，英文字中最常见的为E、F、B。矫正儿童写反字的有效方式为减少其使用视觉引导写过中线的部分，因此在写这些需要过中线的字时需提醒小朋友将视觉焦点集中在笔画开始与结束的地方，尽量避免视觉引导过中线的部分。

　　有两侧协调困难的小朋友遇到笔画转折处，不会平顺地变化书写方向，小朋友在运笔转向时，常需要写到顶点在转折处先停下，不太会控制在笔到顶点前即准备转方向再直接往下写。如何转变笔顺方向是书写问题中最为困难的部分，教导时除了示范外还要再加上描述性语言指导。

　　让儿童选择需要双手一起玩的玩具，对于儿童两侧协调的发展是有帮助的，例如：上发条玩具、打蛋器或搅拌用具。多给予儿童多样性的两侧活动，有助于非惯用手发展成辅助手的功能，例如：使用剪刀、开瓶盖、写字时按好纸张或书本。当儿童的惯用手不明显时，可给予大量的双手操作的活动，让儿童在中线的位置操作（即不偏向右边也不偏向左边），让儿童选择想要使用的手。当儿童开始使用一只手比另一只手较多时，表示儿童惯用手已渐渐形成，可以开始进行双手操作活动。

增进两侧整合的训练活动

活动5-1 建立惯用手（一）

目的 协助儿童确认惯用手，并促进惯用手一致性的使用。

方法

1. 对称性且同时使用双手的活动：唱游活动、画对称图等。
2. 双手轮流使用的活动：撕图、插棒、穿珠等。

所需要的能力 如果儿童在五岁半前惯用手仍未建立，则需要将训练活动着重在区分出惯用手及非惯用手上。因此需鼓励儿童参与上肢对称性且同时使用的活动或者两手轮流使用的活动（图1~图5）。

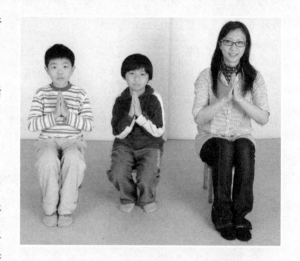

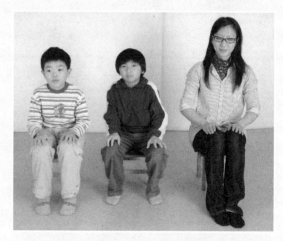

图1 拍手，双手同时拍大腿的唱游活动（打节奏）

增进两侧整合的训练活动

活动5-1 建立惯用手（一）（续）

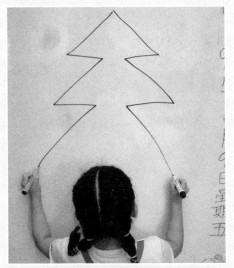

图2　双手同时在黑板上画对称性图形（圣诞树）

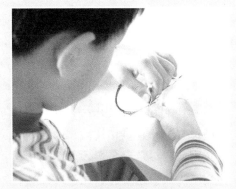

图4　将简单的图形小心地沿边撕下

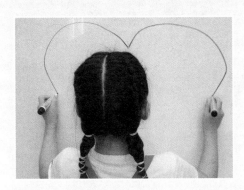

图3　双手同时在黑板上画对称性图形（爱心）

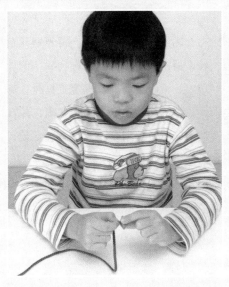

图5　插棒或穿珠游戏，让儿童一手拿珠珠或插棒，另一手拿线或扶住插棒板

增进两侧整合的训练活动

活动5-2 建立惯用手（二）

目的　协助儿童确认惯用手，并促进惯用手一致性的使用。

活动原则

1. 如果儿童五岁半后惯用手仍未建立，则需要提供较多使用同一只手出力气的活动，并且将操作的物品放在儿童面前，尽量避免干预儿童使用惯用手或非惯用手，让儿童可以选择使用哪一只手或换手来操作（图1～图5）。

2. 在几周的练习活动之后，再观察儿童较常使用哪一只手。抓握物品，例如剪刀、叉子及汤匙、笔等工具时，哪一只手的握法及动作较为正确，并且询问儿童，使用哪一只手时感觉较容易。

3. 当儿童的惯用手确立之后，则较着重于惯用手的技巧发展及辅助手的协助功能。

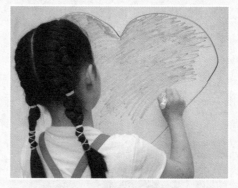

图1　在黑板上涂鸦或着大面积的颜色

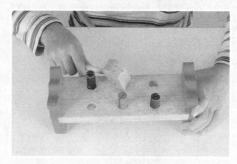

图2　使用玩具槌子，敲打木桩

增进两侧整合的训练活动

活动5-2 建立惯用手（二）（续）

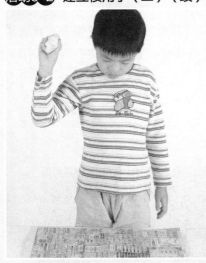

图3
炼土——在地面或桌面上铺报纸，将一块圆形陶土往地面或桌面上用力掷，直到陶土变成扁平状

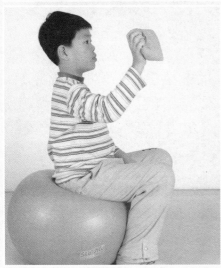

图4 单手掷远沙包或小球

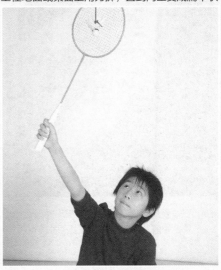

图5 用力拍打悬吊在空中的球, 例如羽毛球、排球

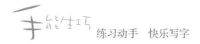

增进两侧整合的训练活动

活动5-3 建立惯用手及辅助手的角色

目的 当儿童的惯用侧已较为确定之后，则需开始建立惯用手及辅助手的分工角色。

方法 日常生活中，提醒儿童画画、写字、使用剪刀时，将辅助手放在纸张上，并多给予儿童开瓶罐的机会（图1、图2）。

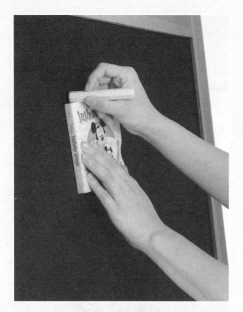

图1 在垂直的平面上或黑板上使用模板画出图形，提醒儿童将模板压好避免掉落

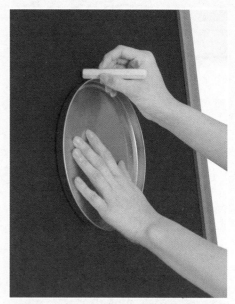

图2 使用较重的模板，加强辅助手的使用

增进两侧整合的训练活动

活动5-4 乐器的使用

目的 增加两手共同使用的协调性。

材料 响板、钹、豆罐、鼓（手鼓、鼓棒、电动玩具太鼓达人）。

方法

1. 提供响板、钹、豆罐、鼓于唱游时间使用（图1~图4）。

2. 在家播放音乐时，鼓励儿童跟随节奏使用不同的乐器。

难易度改变

1. 儿童在数歌谣的节奏有困难时，可先从使用节拍器慢节奏开始。

2. 可先用拍手替代乐器使用，再选择较简单的如响板等节奏乐器开始。

3. 也可以手拍大腿或膝盖打节奏。

4. 在儿童可同时使用双手协调完成动作之后，即可做左右手交叉轮流拍击对方的动作。

图1 打响板、敲铃鼓

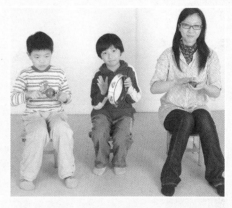

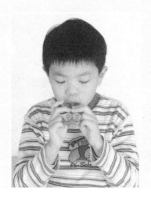
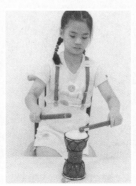
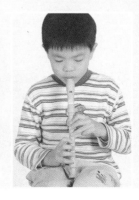

（从左至右）

图2 吹玩具

图3 打鼓

图4 吹直笛

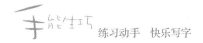

增进两侧整合的训练活动

活动5-5　唱游

目的

1. 增加两手共同使用的协调性。

2. 手眼协调能力。

材料　童谣。

难易度改变

1. "一角两角三角形"（如图1）。

2. "两只老虎"。

3. "一闪一闪亮晶晶"。

4. 团体活动交叉握手唱歌。

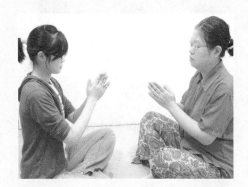
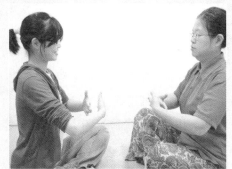
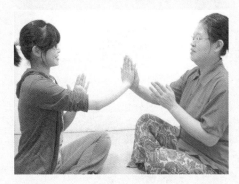
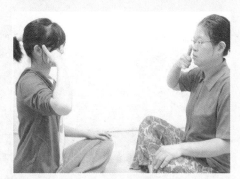

图1　"一角两角三角形"唱游

增进两侧整合的训练活动

活动5-6 陶土活动——笔筒

目的

1. 增加两手共同使用的协调性。

2. 手眼协调能力。

材料 陶土（黏土）。

方法

1. 将陶土分成几小块，搓成大汤圆或长
   条状（图1～图3）。

2. 将条状陶土围绕成圆形，重复叠上
   第一圈的图形，直到完成高度为10厘
   米～15厘米的笔筒（图4）。

难易度改变 若儿童无法在桌面上将黏
土搓成长条，可指导儿童将手掌叠在另
一手掌上，一起搓揉几次，再将双手分
开。

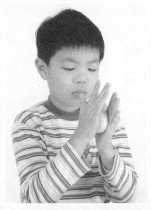

图1 搓大汤圆

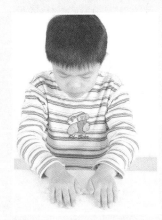

图2
搓长条（桌面上搓较为容易）

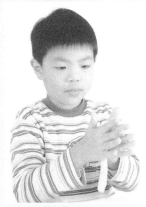

图3
搓长条（手肘不靠桌面）

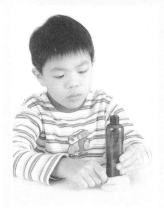

图4
将长条绕在饮料瓶罐上

增进两侧整合的训练活动

活动5-7 球类活动

目的

1. 增加两手共同使用的协调性。

2. 手眼协调能力。

材料 大小不同的球。

方法

1. 双手丢接球活动（图1）。

2. 双手同时运球活动（图2）。

3. 投篮或投球到墙上目标物活动（图3）。

难易度改变

1. 改变球的重量及材质。

2. 改变墙上的目标大小。

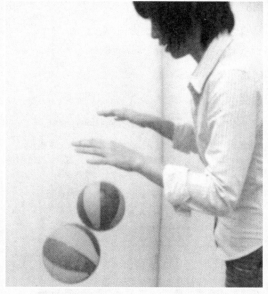

图2　双手同时运球

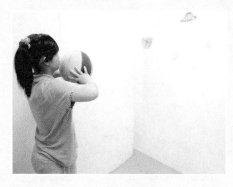

图1　双手丢接球

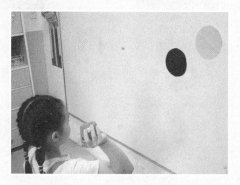

图3　以球或沙包投击墙上目标物

增进两侧整合的训练活动

活动5-8　猜猜看

目的　协助建立辅助手及惯用手。

所需能力

1. 儿童必须可以双手同时做出协调及相同的动作。

2. 分类概念。

材料　各种大小不同、打开方式不同的瓶子及罐子和可收纳进去的小物品。

方法

1. 让儿童将所有的瓶盖打开，将各个不同种类的物品放入瓶内，再将盖子盖好。

2. 可让儿童自行选择分类的方式。

难易度改变　可在分类并盖上瓶盖后与小朋友玩猜猜看的游戏。

活动5-9　使用模板画图

目的　协助建立辅助手及惯用手。

所需能力　儿童必须可以双手同时做出协调及相同的动作。

材料　模板尺、纸、铅笔。

方法　指导儿童用辅助手压好纸张，依照模板按顺序画出形状。

难易度改变

1. 开始时，先使用可以一笔画完整的模尺，或使用一般直尺，教导儿童画出笼子、校门栅栏或时间规划表（图1、图2）。

2. 再渐渐学习三角形、正方形及圆形，最后让儿童进行复杂图形绘制（图3~图5）。

3. 可利用使用铅笔的机会，请儿童自行使用铅笔刀，增加建立辅助手及惯用手的机会。

4. 立于垂直面（图6）。

增进两侧整合的训练活动

活动5-9 使用模板画图（续）

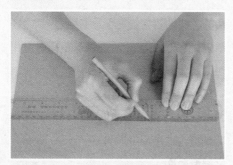

图1　直尺

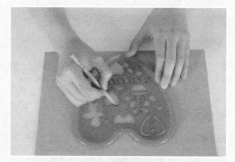

图4　稍困难模板

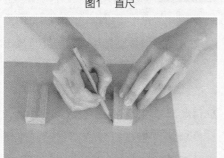

图2　画简单积木

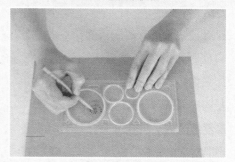

图5　复杂模板

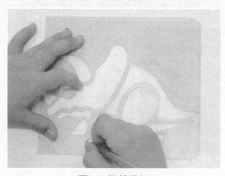

图3　简单模板

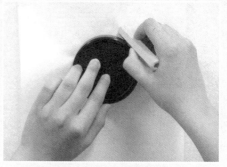

图6　在垂直平面上作画

增进两侧整合的训练活动

活动5-10　小纸片着色

目的　协助建立辅助手及惯用手。

所需的能力　儿童必须可以双手同时做出协调及相同的动作。

材料　约8厘米×10厘米的便条纸，彩色铅笔。

方法

1. 指导儿童将非惯用手压在便条纸上，惯用手握好笔仿画图形（图1）。

2. 让儿童在每张便条纸上画上（或仿画）简单的图形或物品后，请儿童着色（图2）。

难易度改变

1. 改变纸张大小增加困难度，越小的纸张，儿童辅助手的功能越要好。

2. 在小色纸上画出几个简单图形，各画两份，可做配对或海底捞针的游戏（图3、图4）。

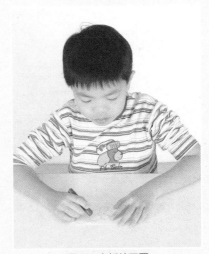

图1　小纸片画图

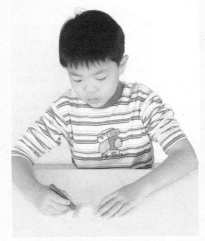

图2　小纸片着色

增进两侧整合的训练活动

活动5-10 小纸片着色（续）

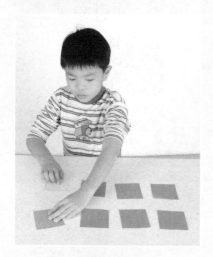

图3　海底捞针配对游戏1

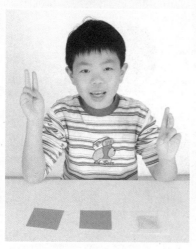

图4　海底捞针配对游戏2

活动5-11 纽扣拓印

目的

1. 触觉辨识。

2. 手部协调。

材料　扣子、蜡笔、画纸。

步骤　让孩子挑选一个扣子，将画纸覆盖在扣子上，用蜡笔拓印出扣子的图案（图1）。

难易度改变

1. 选用不同形状、大小的扣子。

2. 采用厚薄不同的画纸。

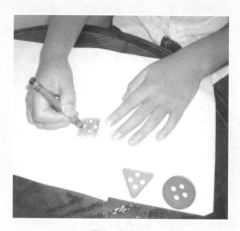

图1　拓印画

增进两侧整合的训练活动

活动5-12 穿洞板（玩具纽扣）

目的

1. 协助建立辅助手及惯用手。

2. 手眼协调能力。

所需的能力

1. 儿童必须可用双手同时做出协调及相同的动作。

2. 有顺序或数字概念、正面反面概念。

材料 穿洞板。

方法

1. 请儿童使用非惯用手将穿洞板拿好（图1）。

2. 再以惯用手拿线依序穿入洞内（图2）。

难易度改变 增减穿洞板的复杂程度。

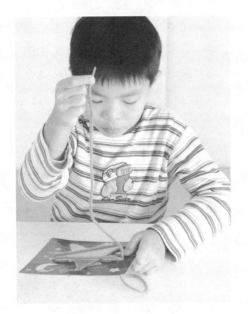

图1 非惯用手拿穿洞板

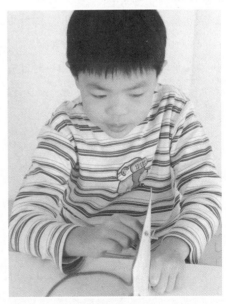

图2 惯用手拿线穿洞

增进两侧整合的训练活动

活动5-13 黑板活动

目的 增进儿童对称及不对称地使用双手的协调能力。

所需的能力 可单手顺利画出大圆。

材料 黑板、粉笔。

方法

1. 让儿童站立面对黑板，身体与黑板的距离约等于儿童肩至臀的距离。

2. 让儿童双手同时画逆时针的圆，一直练习到双手可同时平顺地画出圆。

3. 当儿童可以双手平顺地画出逆时针方向的圆后，再以顺时针方向来画。

4. 当儿童可以双手平顺地画出顺时针方向的圆后，再以一手顺时针、一手逆时针来画圆（图1）。

5. 当儿童可双手同时完成圆时，再让儿童用惯用手逆时针重复画圆，接着再让非惯用手逆时针画圆。

难易度改变

1. 尽量要求儿童可以双手同时在同一个方向或回到中心点，若儿童无法做到，则要求其放慢速度即可。

2. 儿童可能在一次的课程中只能完成其中一个步骤，尽量让儿童有足够的时间将其中一个步骤练习到最好。

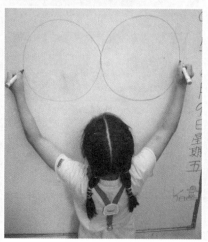

图1 双手同时以反方向画圆

增进两侧整合的训练活动

活动5-14 手指过马路

目的　促进肢体过中线的能力。

需具备的能力　儿童在不过身体中线时可以个别或同时使用上肢肢体。

材料　黑板、粉笔。

预备姿势

1. 在黑板上画一个长为1米的"十"字，让儿童使用惯用手触摸"十"字的一端，纵向直线约在身体的中线，而横向的直线与儿童肩膀同高，两条线交叉在身体的中心。

2. 让儿童尽量避免移动躯干来过中线。

3. 让儿童练习到在过中线时不会有抖动或不协调的情形出现（图1、图2）。其他练习方式见图3～图5。

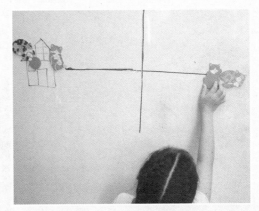

图1　在黑板的一边放几个造型磁铁，请儿童用右手拿取身体左侧的磁铁，再使用左手拿取身体右侧的磁铁，可加入数数或讲故事的游戏

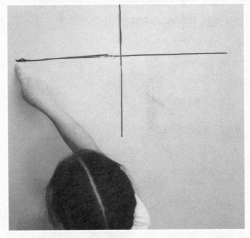

图2　让儿童双手都拿粉笔，从一端画到另一端后，再画回到原点。非惯用手也做同样的练习

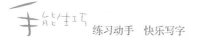

增进两侧整合的训练活动

活动5-14 手指过马路（续）

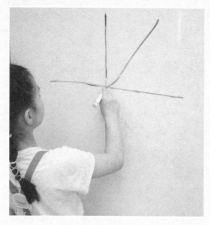

图3 儿童自行画一个"X"，其中心点通过"十"字的中心点，先使用惯用手练习，再使用非惯用手练习，在练习后使用板擦将X形擦掉

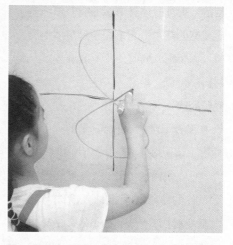

图4 让儿童学习写"8"，并且"8"的交叉点在"十"字的交叉点，惯用手及非惯用手都练习后再擦掉

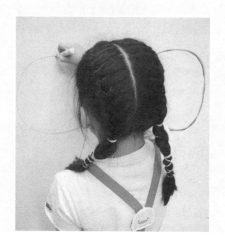

图5 请大人先在"十"字上画一个平躺的"8"，"8"的交叉点也是"十"字的交叉点，再让儿童使用粉笔描画平躺的"8"，惯用手及非惯用手轮流练习

增进两侧整合的训练活动

活动5-15 小棉球和衣夹

目的

1. 身体过中线。

2. 虎口及对掌能力，手掌两侧分化。

材料 小棉球（或海绵）、晾衣夹、罐子。

方法 以图中姿势，将身体一侧的小棉球夹至身体的另一侧（图1、图2）。

难易度改变

1. 需注意儿童是否使用拇指及食指操作衣夹。

2. 提醒儿童只旋转上半身，下半身尽量不要动以确定儿童有过中线之动作。

3. 改变容器位置来改变难易程度。

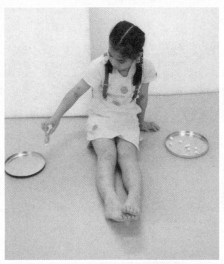

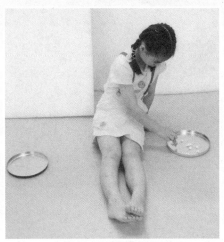

图1、图2　将棉球夹至身体对侧放好

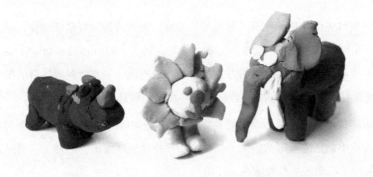

第六章

触觉及运动觉
对手功能的影响

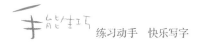

一、触觉

触觉系统的回馈可提供信息使儿童了解物品的特性，进而协助做好精细动作，触觉不敏锐的儿童其精细动作的发展也会受到影响。触觉区辨（tactile discrimination）的能力可使儿童在不使用视觉下，用触摸的方式辨别物品及材质，当儿童触觉区辨的敏锐度不足时，就无法使用触觉而需依靠视觉来搜寻环境中的信息。

有一些儿童可能并不喜欢触觉活动里的某些触觉材料，不喜欢自己的手黏黏或湿湿的。若儿童不喜欢手黏黏或湿湿的感觉（如玩水、手指画或揉面团等活动），可从干的触觉游戏（如沙子、米或豆类等游戏）开始。

一般儿童在刚接触一个新的触觉活动时，接受度较低，特别是冷的物品（如冰水、冰块），因为触觉系统需要去判断，这个新的感觉是安全的还是有害的。若有儿童在碰触大多数的东西时都表现出厌恶或反感，或即使被小小的碰触到都觉得会痛，则此儿童可能有触觉防御，需要请职能治疗师评估其感觉及动作的发展，并给出相应的治疗计划。

加强触觉回馈能力的活动

活动6-1 手套摸摸乐

目的

1. 手部力气及协调。

2. 触觉辨识。

材料

1. 手套。

2. 石头、黄豆、沙、水、棉球。

方法　将材料2分别装入不同手套中，打结固定，让儿童摸、捏、揉……

难易度改变

1. 手套中装入冷水、温水或热水，让儿童感受不同的温度（图1）。

2. 请老师或家长指定一物品，例如黄豆，当儿童摸到黄豆时即可得分（图2）。

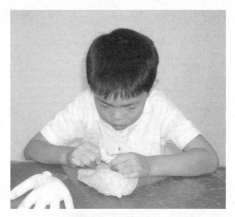

图1　手套水袋

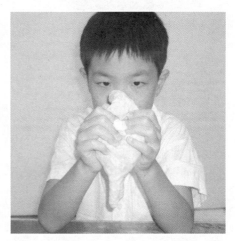

图2　摸到黄豆

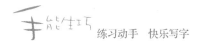
加强触觉回馈能力的活动

活动6-2　石膏雕塑

目的

1. 手部力气及协调。

2. 触觉辨识。

材料　汤匙、石膏、封口袋。

方法　石膏混水置入袋中封起，让儿童隔着封口袋，按压手掌在袋上，使手掌凹陷入石膏中或捏出自己想要的形状，待石膏变硬，让儿童彩绘或贴上亮片等装饰（图1）。

难易度改变　加颜料于水中，或于石膏上粘贴羽毛、亮片等。

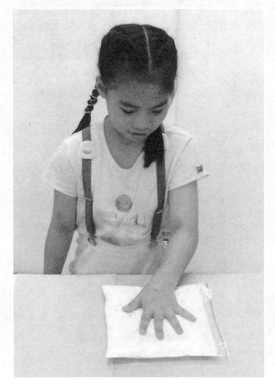

图1　在石膏上压手掌

加强触觉回馈能力的活动

活动6-3 面粉团（沙球）游戏

目的

1. 触觉辨识。

2. 视觉动作协调。

材料　面粉、水、瓶罐、大小珠子、石头、豆子。

方法

玩法一：

1. 用不同的器皿盛装干、湿的面粉让儿童探索把玩。

2. 进一步将少量的水加入面粉，混入珠子、石头、豆类或不同形状的积木（图1）。

玩法二：使用滴管或眼药水瓶，慢慢将加入颜料的水滴入面粉中，在面粉团内加入珠子或小积木，鼓励儿童找出。

难易度改变

1. 改变加入的水的温度。

2. 混入不同大小、形状的物体。

3. 可带儿童到公园的沙堆做沙球，或将积木埋在沙堆中请儿童找出。

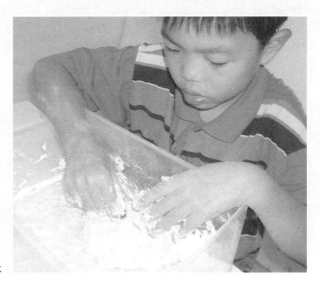

图1　从面粉内找出原先藏入的积木

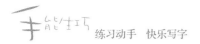

加强触觉回馈能力的活动

活动6-4　大小纽扣摸摸看

目的　触觉区辨。

材料　大小、重量、材质不同的纽扣各两个。

方法　将五对纽扣分成两堆，一堆放入袋中，另一堆放在桌面上，请儿童伸手入袋内，依序找出与桌面上相同的纽扣（图1）。

难易度改变

1. 根据儿童的能力选择配对的组数。
2. 如果儿童从一袋纽扣中选取其中一个纽扣有困难，则请儿童将手放到背后，一次给儿童一个，辨识后配对。

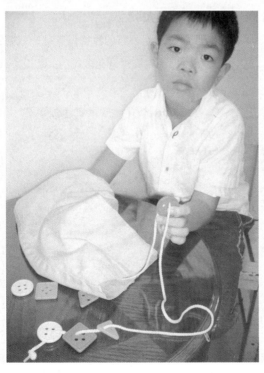

图1　摸出相同纽扣

加强触觉回馈能力的活动

活动6-5　盐盘子

目的　触觉辨识。

材料　烤盘（托盘）、盐、壁纸。

方法

1　将壁纸裁成烤盘底面积大小，放置在烤盘上。

2. 将盐倒在烤盘中，让儿童用手指、手肘等身体的不同部位在上面画图或写字（图1）。

3. 选用不同触感的材料，例如面粉、玉米粉、沙子，使儿童能感觉与比较不同的材质。

难易度改变　使用筷子、铅笔的钝端或原子笔笔帽在烤盘或沙盘上写字画图（图2）。

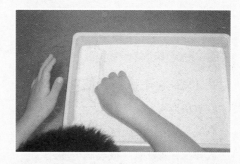

图1　将盐或沙放入烤盘内，用手指写字或画图

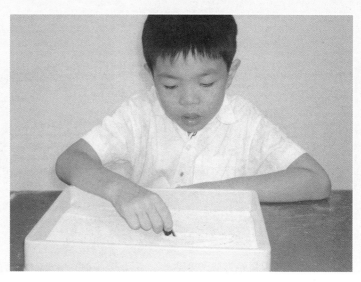

图2
使用各种不同的工具
写字画图

加强触觉回馈能力的活动

活动6-6　擦擦乐

目的

1. 增加触觉回馈。

2. 手眼协调。

3. 手部肌肉控制。

材料　粉笔、塑胶方块地垫1~2块。

方法

1. 让儿童趴在地上，使用粉笔画图于塑胶方块地垫上（图1）。

2. 画完后用手指、手心、手背或脚修改或擦掉，重新写字或画画（图2）。

难易度改变　若有地毯，可用手指在地毯上写字或画图。

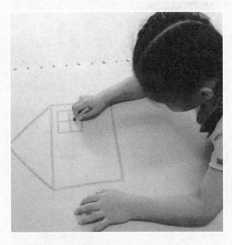 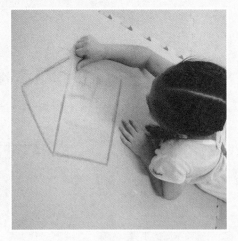

图1　趴在地垫上使用粉笔画图　　　　图2　完成后使用手指或手心将其擦掉

加强触觉回馈能力的活动

活动6-7　摸摸贴纸

目的

1. 触觉辨识。

2. 手部协调。

材料　贴纸。

方法　让儿童选取几张贴纸粘贴在四肢上，闭上眼睛（或使用眼罩）用手摸到各张贴纸并撕起（图1、图2）。

难易度改变

1. 几个儿童一同参与，闭眼找出同伴手上的贴纸并撕起。

2. 选用大小不同的贴纸。

3. 可计时儿童多久可以找出并撕下四肢上所有的贴纸。

4. 可使用晾衣夹、发夹夹在衣服上，再请儿童找出衣服上的夹子。

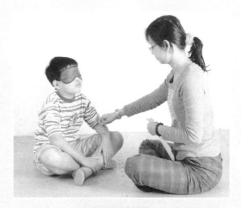

图1　闭上眼睛贴上贴纸

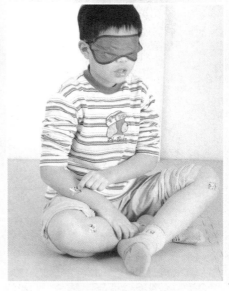

图2　找出并撕下贴纸

加强触觉回馈能力的活动

活动6-8 木乃伊

目的

1. 增强触觉。

2. 增强身体知觉。

材料　弹性绷带（或毛线）。

方法　让儿童用弹性绷带（或毛线）缠绕自己的手、脚、躯干，完成后将弹性绷带卷好（图1）。

难易度改变

1. 两个儿童互相帮对方缠绕。

2. 使用毛线替代弹性绷带（图2）。

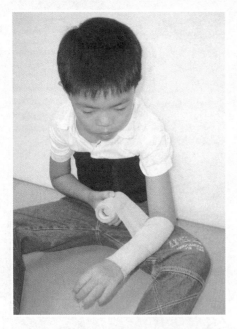

图1　自己使用弹性绷带将自己缠绕起来

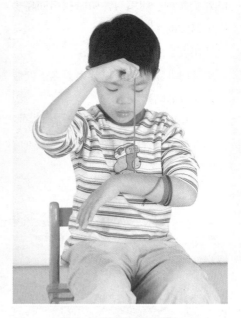

图2　把毛线缠绕在手臂上

加强触觉回馈能力的活动

活动6-9　隧道里的宝藏

目的

1. 触觉辨识。

2. 空间概念。

材料　棉花球（或海绵、软球、钱币、纽扣）、小袋子、眼罩。

方法　将5～10个棉花球分散在布洞隧道内，让儿童戴眼罩进入隧道内用手摸索，每找到一个即收到手中或小袋子里（图1）。

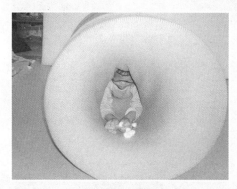

图1　布洞寻宝

活动6-10　黏土寻宝

目的

1. 触觉辨识。

2. 手指协调。

材料　黏土、珠子。

方法　将数个珠子分散塞入黏土中，要求儿童将珠子一一找出（图1）。

难易度改变

1. 可选用不同大小的珠子、豆子、纽扣。

2. 选用不同硬度的黏土。

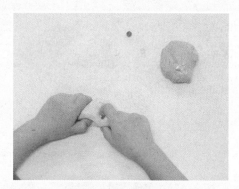

图1　从黏土中找出物品

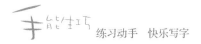

加强触觉回馈能力的活动

活动6-11 摸摸乐

目的 触觉区辨。

材料 不同质地的刷子、羽毛掸帚、擦洗用的钢丝球、海绵、油漆刷、油漆滚轴、粗麻布、丝绒、缎子布料等。

方法 让儿童围坐成一圈，每个人选取一样摸摸乐。随着音乐响起，儿童们用摸摸乐揉、擦、碰触自己的手、脸、脚，音乐结束后，要求每个儿童说说自己的感觉，例如软硬、粗糙、光滑、痒等（图1）。

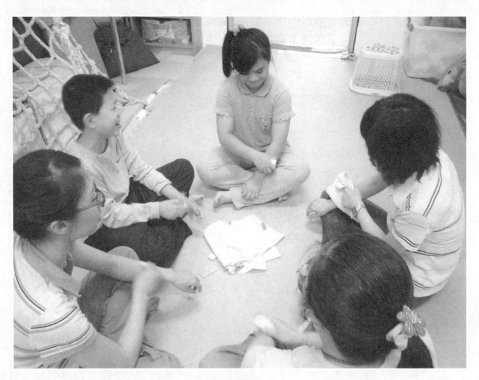

图1 摸摸乐

加强触觉回馈能力的活动

活动6-12 点心时间（一）

目的

1. 触觉辨识。

2. 手指协调。

材料 麦片、花生酱、小盘子。

方法

1. 请儿童先用肥皂把手洗干净，请儿童自己挖一些麦片或一汤匙花生酱（图1）。

2. 让儿童使用各个手指蘸取花生酱后再黏住一粒麦片，用舌头舔食（图2）。

难易度改变

1. 可选用葡萄干。

2. 可用奶酪或果酱。

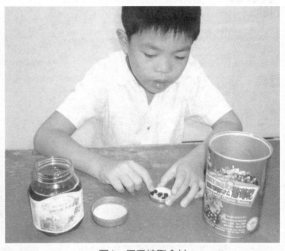

图1　用手挖取食材

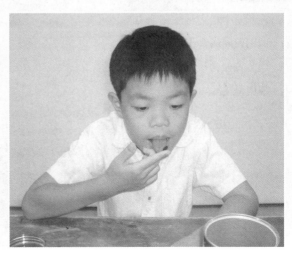

图2　手指蘸花生酱

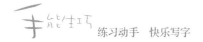

加强触觉回馈能力的活动

活动6-13 点心时间（二）

目的

1. 触觉辨识。

2. 手指协调。

材料　面包、果酱、小盘子、汤匙。

方法

1. 请儿童先用肥皂把手洗干净后蘸取自己的果酱及饼干（图1）。

2. 让儿童用汤匙舀一点果酱放在面包上，用手指将果酱涂抹均匀（图2）。

难易度改变

1. 若儿童手指力量控制能力差，可选用较硬的饼干替代面包。

2. 当儿童能力较好时，可使用蜂蜜替代果酱。

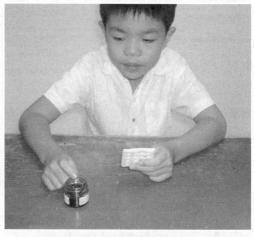

图1　使用果酱及饼干

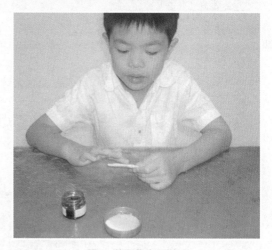

图2　使用蜂蜜及饼干

加强触觉回馈能力的活动

活动6-14 面糊

目的

1. 触觉辨识。

2. 手指肌力。

3. 手部协调。

材料 盘子、面粉、水。

方法 让儿童搓揉把玩盘子里的玉米粉，同时缓慢加入适量的水，浓稠度可自行调整（图1、图2）。

难易度改变

1. 使用不同温度的水。

2. 使用不同质感的搓揉物，例如鸟食、沙、米。

3. 使用滴管、眼药水瓶或注射筒加水入粉内。

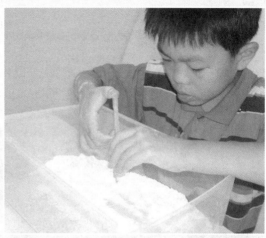

图1 注水

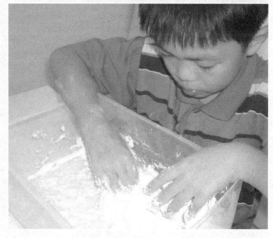

图2 搓揉面团

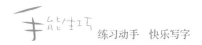

加强触觉回馈能力的活动

活动6-15 摸袋

目的　触觉区辨。

材料　不透明袋子一个。

方法

1. 给儿童一个袋子，让儿童在教室内找
   多样东西放入袋中。

2. 请儿童闭上眼睛，摸摸袋子中的东
   西，猜猜看拿到了什么（图1）。

3. 重复步骤1和2数次。

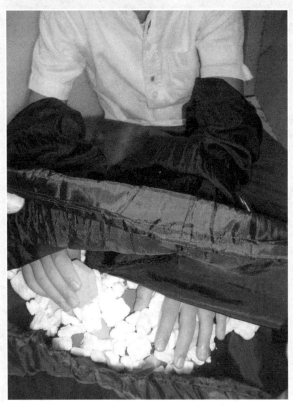

图1　摸摸乐

加强触觉回馈能力的活动

活动6-16 涂涂抹抹

目的 触觉辨识。

材料 乳液、痱子粉、油膏、棉花球、冰棍棒、刷子、海绵、麻布。

方法 让儿童挑选一样乳液（粉、油、膏），取用一种工具（冰棍棒、软刷子、海绵等）涂抹在自己或同学的手上和脚上（图1）。

难易度改变

1. 可指导儿童如何使用乳液及按摩油帮自己的手、手指和脚按摩（图2）。

2. 让儿童用力将乳液搓揉在手背、手掌和各个手指上（请儿童用手抓住并握紧另一手的一根手指，向指尖方向拉动，滑过整只手指）。

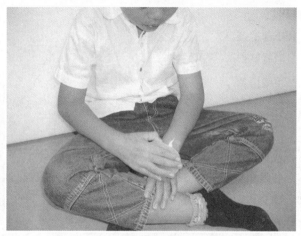

图1 用工具涂乳液

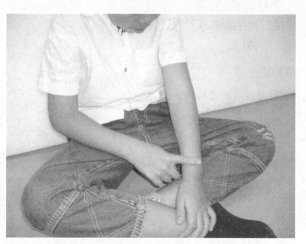

图2 自己按摩

加强触觉回馈能力的活动

活动6-17 手指画

目的

1. 手部协调。

2. 触觉辨识。

3. 手眼协调。

材料

1. 画纸、纸盘、托盘、铝箔纸、干净的桌面、砂纸、皱纹纸、包装用塑料泡泡垫等材料皆可作为作画材料。

2. 作画颜料包括乳液、油膏、洗碗清洁剂、沙、凡士林、水彩颜料、咖啡粉等。

方法 用手指蘸水彩在托盘上作图（图1）。

难易度改变

1. 采用不同的姿势作画，站姿、坐姿、趴在地上等（图2）。

2. 用身体的不同部位作画，例如手肘、指甲、一根手指等。

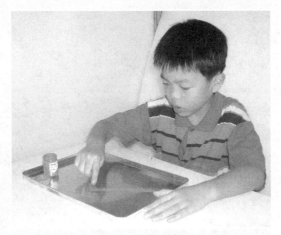

图1 手指蘸水彩作图

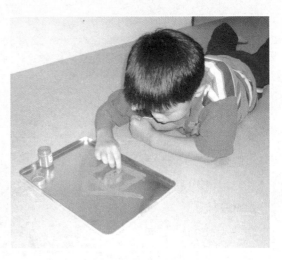

图2 趴姿作画

加强触觉回馈能力的活动

活动6-18　找冰块

目的　触觉辨识。

材料　水槽（装水容器）、冰块。

方法　请儿童闭上眼睛，从水槽中找出冰块，放入另一个小容器中（图1）。

难易度改变

1. 加入不同颜色的冰，儿童拿出冰块，睁开眼睛，在不同容器内分类。

2. 加入1～2个形状不同的小积木，帮儿童戴上眼罩，请儿童依积木或冰块分类（图2）。

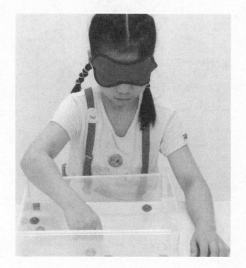

图1　找冰块

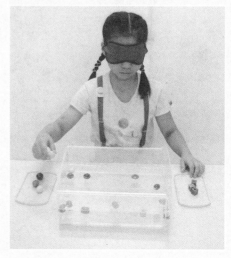

图2　分类

加强触觉回馈能力的活动

活动6-19 被子底下有什么

目的 触觉辨识。

材料 浴巾、文具、玩具。

方法

1. 将文具和玩具放在浴巾底下，让儿童从浴巾下摸摸看是什么东西，再将摸到的东西拿出来对照（图1）。

2. 请儿童戴上眼罩找出指定物品（图2）。

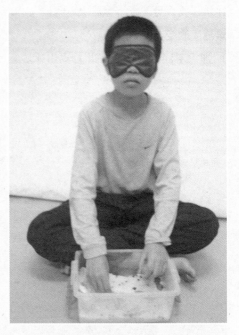

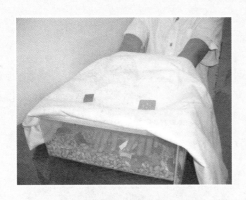

图1 浴巾下辨别物品

图2 摸出指定物品

二、运动觉

运动觉是指从肌肉、骨骼及皮肤所接受到的有关于肢体位置、动作改变的感觉回馈。换句话说，运动觉的回馈可以使人在不需要视觉的引导下知道自己肢体在空间中的位置、动作、用力大小。动作技巧的发展都需要借助运动觉，例如骑脚踏车、打字、写字等。书写是一种动作技巧，有效的书写需要靠运动觉，儿童使用运动觉回馈书写时，就不需要看自己的手或铅笔是如何移动或过中线的，因此不论儿童是否有视觉或运动觉的问题都应该要尽早训练运动觉，可以加快写字的速度来应对高年级时快速做笔记的需求。

运动觉的发展比视觉及听觉慢，幼儿园的儿童运动觉回馈较差，在学习写数字或简单的字时也较慢。一年级和幼儿园的学生已经开始学习去感觉自己的动作方向及施力大小，但此时仍需要依靠视觉来引导动作，需要别人的提醒或视觉的回馈才能正确握笔，因此写字时较容易使用大肌肉的力量，而且写字时也会较用力。

在一年级快结束时，大部分的儿童已经可以使用运动觉的回馈来协助写字，因此写字速度较快，抄写也较容易，抓握笔的稳定度增加并可运用手指而非大肌肉来书写，写字的力道较为适中，视觉只是用来引导将字写在格子内以及改正字的细微差异处。四年级至六年级的儿童，写字或握笔已可通过运动觉引导，因此可以将较多的视觉注意力放在写字的内容上。

运动觉回馈差的儿童在动作的发展上可能与一般儿童差异不大，但是做粗动作或写字前的准备活动时可能会显得较笨拙且动作很慢，学习舞蹈、体操等活动较困难。这些儿童大多依赖其视觉的引导完成活动，在拼图或模型组装类需要大量视觉引导的活动中表现可能很好，但要做得有效率则较为困难。因此，有时家长或老师会感到困惑，为何儿童可以很快地拼出模型或拼图，但是在写字时却有困难；有些儿童可以写出漂亮的字，但是却要一笔一画地刻写，写得很慢或无法维持正确的握笔姿势来写

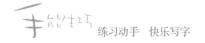

字。运动觉回馈差的儿童在写字时较难控制力道，常会用力过度把笔芯折断或者把写字簿划破。

　　注意力不足的多动症儿童，可能有整合运动觉及其他感觉输入的困难，因此无法有效利用感觉回馈做出适当的动作反应。其他有肌肉张力问题的儿童，也可能因为无法获得正确的骨骼、肌肉等感觉回馈，而无法有效使用运动觉回馈来执行一个动作反应，此类儿童需提供代偿的方式，例如使用视觉线索及提示、改变物品重量或材质以增加触觉及运动觉回馈。

　　对于视觉动作协调有困难或在视觉动作整合测验中表现较差的儿童，发展运动觉有助于这类儿童代偿手眼协调缺失的能力，使小朋友对自己的动作更有信心。因此加强运动觉的训练可使其更专注在运动觉的回馈中，而避开手眼协调动作的问题。如果手眼协调差的儿童又没加强运动觉训练，则会使其一直依赖视觉的回馈引导动作。加强运动觉的原则在于使儿童在不使用视觉的引导下来模仿动作或笔画，儿童需要判断手臂的位置、移动的距离、手指使用的力量大小、抓握笔的姿势及移动方向。

　　Benbow（1992）提供一个观察儿童运动觉能力的测验，看儿童书写时及写弯曲字母时的运动觉。有一个形状在纸的左上角（见图6-1，图形包括正方形、圆形、三角形和"A"），告诉儿童用顺笔的方式画，画三列和图形相同大小的图，每一列五个，第四列时要求儿童把眼睛闭上，尽量画和前三列相同的图，通过观察一致性来看儿童运动觉学习的潜能，比较A图与B图可知，A学生在学习写字上较为轻松。

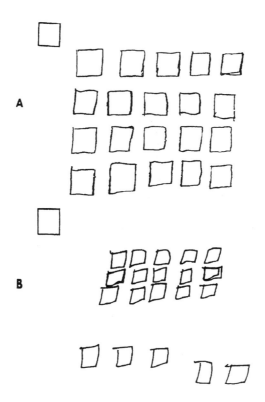

图6-1　儿童运动觉能力测验（Benbow，1992）

资料来源：*Benbow, M.（1995）. Principles and Practices of Teaching Handwriting in "Hand Function in the child", p.267*。

加强运动觉回馈能力的活动

活动6-20 手部模仿游戏

目的　提供儿童手指及手掌的运动觉回馈。

方法

1. 大人及儿童都坐在适当高度的桌椅上。

2. 由大人做几个手部的动作，让儿童模仿动作，提醒儿童在模仿时，眼睛不可以看着自己的手，做好动作后与大人的动作比较差别，直到儿童可模仿出正确的动作（图1、图2）。

3. 可模仿的动作包括：用手走路；拇指轮流点数其他手指；将不同的手指弯起；一手叉腰，一手举高；比手枪；比数字1~10（单手及双手）。

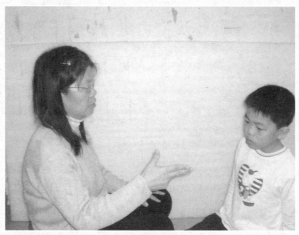

图1　大人先示范动作

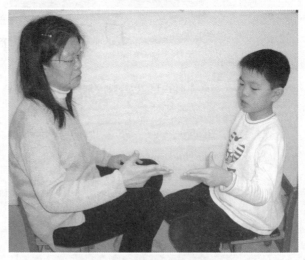

图2　让儿童模仿做出相同的动作

加强运动觉回馈能力的活动

活动6-21 仿画相同角度线条

目的 提升儿童手臂的运动觉回馈能力。

材料 黑板（大墙报纸）、粉笔（色笔）。

方法

1. 由大人先在黑板上画一斜线。

2. 请儿童将眼睛闭上，仿画一条与此斜线倾斜度相同的线（图1）。直到儿童画成功，再变换仿画不同角度的线条。

3. 可将儿童练习的次数记录下来以作比较。

难易度改变 在儿童模仿完线条后，可加入数字、简单的汉字或英文字母，依相同的步骤练习。

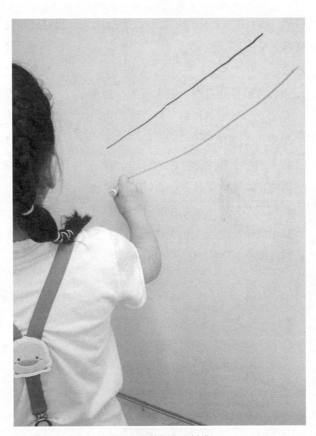

图1 眼睛闭上画斜线

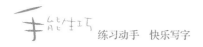
加强运动觉回馈能力的活动

活动6-22 仿画相同长度线条（个别或教室活动）

目的 提升儿童手指的运动觉回馈能力。

材料 蜡笔、铅笔、纸。

方法

1. 由大人引导儿童的手画出线条，如果儿童无法感觉则再做一次，直到可以感觉到线段的长短。

2. 将儿童的手移至原线段的旁边，眼睛闭上仿画刚才的线条，再睁开眼睛比较线段长短，重复此步骤直到儿童可画出同样长度的线段。

3. 可改变线段长短或使用字母来练习。

难易度改变

1. 可利用不同材质的纸（例如纸板或图画纸）提供较多的感觉回馈协助学习使用运动觉。

2. 若儿童将眼睛闭起有困难，可使用眼罩将眼睛遮住。

3. 可在色纸上涂糨糊，请儿童将眼睛闭上，由大人引导儿童的手在色纸上画一段线条，再请儿童画在桌面或托盘上。

加强运动觉回馈能力的活动

活动6-23 辨识不同的模板形状（个别活动）

目的　提升儿童手指运用运动觉回馈的能力，以辨识及控制所画图形的大小。

材料　圆形或各种图形模板、铅笔、纸。

方法

1. 请儿童将眼睛闭起，由大人引导儿童的手沿模板图形边描画，再请儿童将眼睛睁开，指认刚才所画的大小及形状相同的图形。

2. 当儿童对于指认所画的图形较熟悉后，可要求儿童将眼睛闭上用笔描画，仍由大人引导儿童的手沿模板图形边描画，画好再睁开眼睛比较图形的大小及形状。

3. 在儿童模仿完线条后，可加入数字、简单的汉字或英文字母，依相同的步骤练习。

难易度改变

1. 若模板的图形太小、太难辨认，可由较大的形状开始。

2. 若儿童将眼睛闭起有困难，可使用眼罩将眼睛遮住。

3. 可在色纸上涂糨糊，请儿童将眼睛闭上，由大人引导儿童的手在色纸上画一段线条，再请儿童画在桌面或托盘上。

加强运动觉回馈能力的活动

活动6-24　连连看

目的　协助儿童利用运动觉控制写字方向。

摆位　让儿童在适合书写的桌子前坐好，将铅笔摆在三点抓握的位置。

方法

1. 给予儿童简单连连看图形（例如菱形），请儿童在连接点时眼睛尽量注视目标点（而非起始点），当儿童可完成简单图形后，再给予复杂图形（图1）。

2. 如果儿童无法直直地连接两个点，可让儿童先把眼睛闭上，由大人扶着儿童的手重复该线段数次，直到儿童可感觉到自己的动作后，再让儿童睁开眼睛连接点，直到儿童可以画出平滑的线段。

难易度改变

1. 可将连连看活动改成黑板画、沙画或手指画等活动。

2. 可让儿童使用描图纸描画图形。

图1　注视终点画线

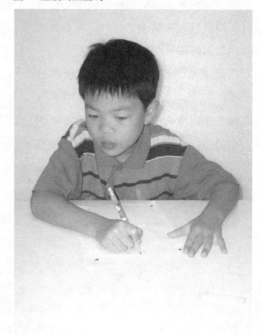

加强运动觉回馈能力的活动

活动6-25 投沙包（纸团）

目的　提升儿童的运动觉及身体知觉。

材料　沙包、纸团、桶。

方法　让儿童投掷数个沙包，感觉投掷沙包（纸团）到桶内的感觉后，闭上眼睛利用运动觉继续做这个活动，但需注意投掷的距离及物品的重量大小不可以改变（图1）。

难易度改变　可坐在单脚椅上或站立于平衡木上来训练，以增加难度（图2）。

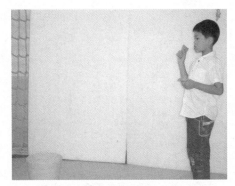

图1　投沙包入桶内

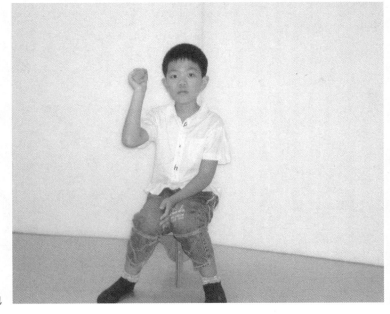

图2
坐单脚椅投沙包

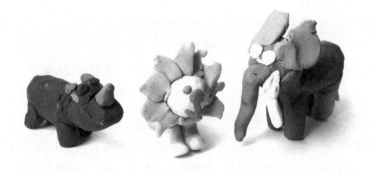

第七章

视觉—动作整合

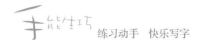

▎一、视觉—动作整合能力及影响

视觉—动作整合是指利用视觉信息来提升动作精准度的能力。日常生活中如接球、剪纸、着色在线内、穿线及使用计算机等都是此种能力的运用。视觉—动作整合困难可能是因为动作控制、对视觉信息的处理或注意力有障碍。有些小朋友可能因为较少有机会从事视觉—动作整合的活动而有困难，但有些小朋友虽然其动作协调能力及视知觉的处理能力好，却在视觉—动作整合的能力上有欠缺。

有些手眼协调能力不好的人会发展出一些调适方法，例如斜视的人，在转头去看一侧的东西时，另一眼不用，这样头部位置会影响其视觉影像，所以当斜视小朋友的头部位置经常歪斜或转向某一个方向时，可能不是因头部的控制差，而是小朋友自己在调整，使自己不会受到视觉的混淆。另外，小朋友眼球聚焦有困难时，在画圈圈、写数字和字母时可能会由下往上写而不是传统的由上往下写。

▎二、视觉—动作整合能力的评估

对于视觉—动作整合的能力，可以用VMI测验工具来评估，当小朋友有能力将"×"画好时，才有办法写出较为整齐的一行字。另外可临床评估小朋友是否可以用视觉作为引导，适当调整手部动作的能力（observation of visual motor orientation and efficiency, Benbow, 1992），并且观察眼球在各个方位时视觉—动作配合能力，让小朋友画出直线，先由上至下再由下至上，问小朋友哪种方式较容易，之后画由左至右的线条，观察过中线（cross midline）的情形。

若小孩在桌面上书写感到较困难，可以把纸贴在墙上，约眼睛高度的地方，让小朋友站着画，这样的放置能让小孩眼睛的动作也跟着上下移动。假如小孩子在这样的摆置下画得较好，则表示这个小朋友较适合站着书写来学习。

164

　　小朋友若有视觉—动作整合能力缺失，应再评估其在动作发展及体育课上的表现。通常有视觉—动作整合问题的小朋友在球类活动中会有困难。在视觉追视部分有困难时，不光只会在书写活动中出现问题，另外在以前庭觉为主的活动中也会出现困难，当小朋友眼球无法向上追视时，可给予球向上垂直抛接等活动，或将球悬吊在高于眼睛的位置，拿球拍去拍打，或者玩排球、篮球、飞盘、纸飞机；相反的，如果小朋友眼球无法做出向下追视的动作时，则给予拍球的活动，大约在手腕的高度处，或者在地板上画线用滑板车或三轮车沿线骑。快速移动的活动可以帮助小朋友学习，借助视觉的引导，整合需要视觉追视的技巧。若儿童视觉—动作整合能力已无法再提升，则可鼓励儿童发展其他不需要视觉—动作整合的运动项目，例如游泳、跑步、韵律舞蹈、溜冰、爬山、骑脚踏车等，以提升儿童的自尊心及自信心。

　　在给予视觉—动作整合的活动前要先确定儿童的视知觉能力及动作控制能力是好的，例如：在儿童学写字时，要确定儿童看得出来字的差异，可以区辨出正确或错误，如果儿童无法了解字的异同，则应从视觉信息的处理开始，再慢慢进入视觉—动作整合的技巧活动。

　　任何需要视觉来协助引导动作的活动皆可以改善视觉—动作整合能力，但在进行训练活动时，需要根据儿童的能力进行练习。在大肢体的视觉—动作整合活动选择上，应选择儿童较为有兴趣的活动；精细动作的视觉—动作整合的活动，则包括描写、仿画图形、连连看、走迷宫、涂颜色、剪刀使用（活动可参考后面章节）、穿线板或穿鞋带等。连连看、走迷宫或着色本，一般书店都可以购买，需注意选择合适难易度的题本。

　　以下将介绍日常生活中可以增进视觉—动作整合的活动。

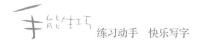
增进视觉—动作整合的活动

活动7-1 这是哪个糖果盒

目的 增加视觉—动作控制；增加形状辨识能力。

材料 四开图画纸、各种形状不同的瓶盖或小糖果盒盖数个。

方法

1. 让儿童将瓶盖放置于图画纸上，依盖子的形状大小描出形状，并涂上颜色（图1）。

2. 鼓励儿童尽量不要超出所描的线。

3. 当数个大小不同的盒盖都完成之后，再请儿童将刚才画过的盖子摆回图画纸上的位置（图2）。

难易度改变 可选择形状或大小差异性较大的物品来描绘。

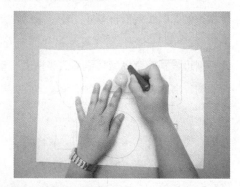

图1 依盖子大小描出形状

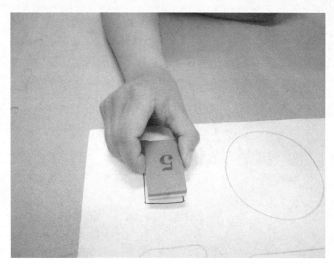

图2 配对

增进视觉—动作整合的活动

活动7-2 （铁达尼号）沉船活动

目的

1. 加强视觉—动作控制能力。

2. 加强手部肌力。

材料 水槽（浴缸）、可以挤压的瓶子（如西红柿酱的瓶子）、纸船或塑料船（保特瓶盖）、隐形眼镜药水瓶。

方法

1. 拨动水面，使船可以在水面上移动。

2. 鼓励儿童将瓶子内的水加入船内，直到船沉入水中为止（可使用水彩加入挤压的瓶内增加色彩及趣味性）（图1）。

难易度改变 使用保特瓶盖及药水瓶增加活动困难度，在使用药水瓶时需注意儿童是否使用稳定的虎口，而非过度弯曲大拇指。

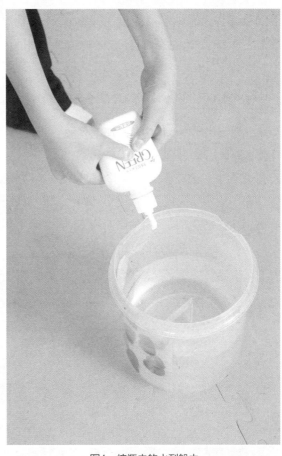

图1 挤瓶内的水到船中

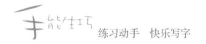

增进视觉—动作整合的活动

活动7-3 造路活动

目的

1. 加强视觉—动作控制能力。

2. 加强动作计划能力。

材料　小玩具汽车、积木。

方法

1. 让儿童先用积木堆出一条弯曲或可转
   弯的路面，确定路面上没有坑洞。

2. 让儿童坐在地面沿着路面移动汽车
   （图1）。

3. 鼓励儿童建造不同方向的路面到不同
   的地点，继续驾驶移动汽车。

难易度改变

1. 可在路面上增加路标、灯号或树，增
   加游戏创意及动机。

2. 可使用粉笔在空地上画出弯曲的路，
   让儿童开不同种类的车。

3. 在团体活动中，可将数张大墙报纸
   （或报纸）用胶带连接起来，让每位
   儿童在一张墙报纸上用马克笔画出自
   己设计的道路图，让儿童用小玩具汽
   车开过所有的道路。

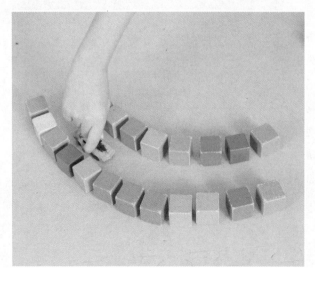

图1　沿着路面移动汽车

增进视觉—动作整合的活动

活动7-4 影子游戏

目的 加强视觉—动作整合能力。

材料 粉笔、树荫（盆栽或人影等都可以作为描画的对象）。

方法 在太阳下，让儿童用粉笔沿着阴影画出树或盆栽的形状。

难易度改变 可发展为两个人的游戏，一位儿童做出不同的动作，由另一位儿童画出他或她的影子。

活动7-5 画线游戏

目的 提升儿童使用笔的视觉—动作整合能力。

材料 画图及写字工具皆可，画有形状、大小、粗细不同的双线图案纸。

方法

1. 给予儿童双线的图形（图1）。

2. 要求儿童顺着图形，在双线中间画线，不超出线外。

难易度改变 由较粗及直的线条开始，再画细的弯曲的线条。

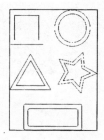 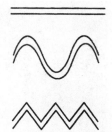

图1 双线图形

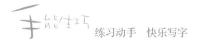

增进视觉—动作整合的活动

活动7-6 沙画

目的 提升儿童使用笔的视觉—动作整合能力。

材料 托盘（抽屉式整理箱）、沙、手指画的材料。

方法

1. 放浅浅的一层沙在托盘或抽屉整理盒内，大人先用食指和中指画出一个跑道出来。

2. 再让儿童用食指去描画轨道，指导儿童尽量不要将线突出（图1）。

3. 等儿童熟悉各种长短的直线后，再给予曲线、圆、三角形和复杂的图形。

难易度改变

1. 等儿童可以完成这些游戏之后，再进入纸和笔的活动。

2. 指导儿童尽量移动手指而非移动纸张来完成作品。

3. 若儿童无法画在线内，则用颜色较明显的笔将边画粗。

4. 可使用秒表，要求儿童尽量加快速度。

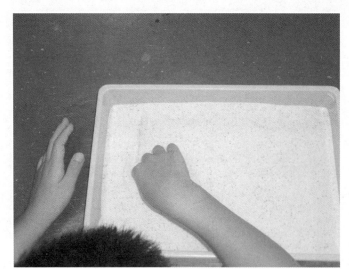

图1 在沙盘中用食指和中指画出图案

增进视觉—动作整合的活动

活动7-7 着色及拼图活动

目的 提升儿童使用笔的视觉—动作整合能力。

材料 彩色笔、剪刀、着色本。

方法

1. 鼓励儿童着色时，尽量不要突出线外（图1）。

2. 着完色之后，可用铅笔在图片中轻轻画出曲线，将图片分成三至四等分。

3. 鼓励儿童用剪刀将图片剪开，作为拼图使用（图2、图3）。

难易度改变 可先将图片粘贴在较厚的纸板上（如面纸盒），再剪开作为拼图，一方面可训练手指肌力，另一方面可将拼图保存较久。

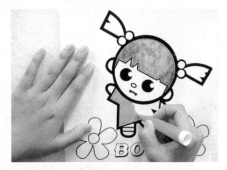

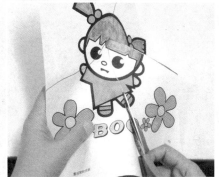

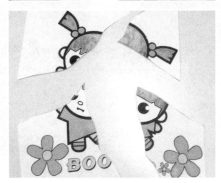

图1 在图案内着色不超出外框

图2 用剪刀把图片剪开

图3 剪开的图片可当作拼图用

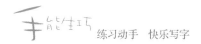

增进视觉—动作整合的活动

活动7-8 涂指甲油

目的

1. 加强视觉—动作控制能力。

2. 加强控制手指协调能力。

材料　指甲油、洋娃娃、棉花棒、洗甲水。

方法

1. 鼓励儿童自行小心地涂指甲油，或涂洋娃娃的指甲或画口红（图1）。

2. 1～2天之后，再指导儿童使用棉花棒蘸洗甲水，去除指甲的颜色。

难易度改变　鼓励儿童在趴姿下使用指甲油或洗甲水。

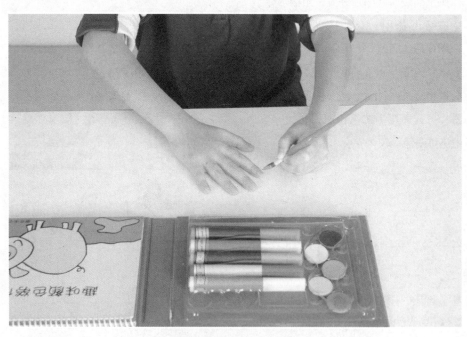

图1　用水彩玩涂指甲游戏

增进视觉—动作整合的活动

活动7-9 假水痘

目的

1. 加强视觉—动作控制能力。

2. 加强儿童指尖及拇指对掌能力。

材料　无毒水彩，有颜色的圆形贴纸。

方法

1. 在儿童的手臂上点上不同颜色的水彩，假装长出水痘（图1）。

2. 等水彩干了之后，用小的圆形贴纸，贴在画水彩处（图2）。

3. 鼓励儿童将贴纸贴住色彩的部分，假装水痘快好时快掉下来的结痂。

难易度改变　可配合认知活动，颜色配对，将正确的颜色贴上手臂。

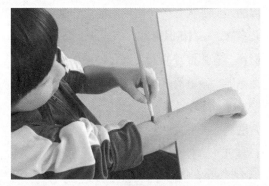

图1　手臂上点不同颜色的水彩

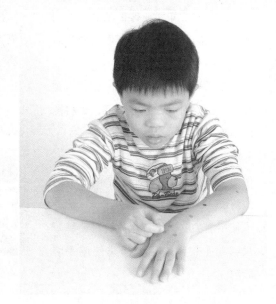

图2　用圆点贴纸贴住色彩的部分

增进视觉—动作整合的活动

活动7-10 戳戳乐

目的　加强视觉—动作控制能力；加强儿童静态三点抓握能力。

材料　有抓握点的大头钉、三点抓握式握笔器、画上简单小图形的纸张（或着色本）、软木垫（或地毯）。

方法

1. 让儿童选择自己喜欢的图案，先将画有图形的纸贴于软木垫上（图1），并将大头钉放入三点抓握式握笔器。

2. 示范给儿童看如何抓握握笔器，使用握笔器上的大头钉沿着图形的线戳洞洞（图2）。

3. 指导儿童尽量向同一个方向戳，直到儿童将整个图形皆戳好之后，再将图形小心撕下。

难易度改变

1. 可配合认知活动，如连连看本子内从1戳到10。

2. 可使用削尖的铅笔替代大头钉，练习只移动手指戳出洞，而非使用手腕戳洞。

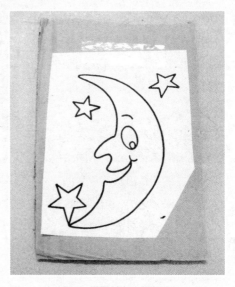

图1　把图贴在瓦楞纸上

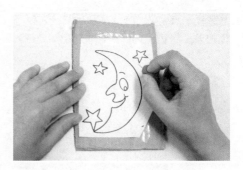

图2　用大头钉沿线戳洞

174

增进视觉—动作整合的活动

活动7-11　神射手

目的　加强视觉—动作控制能力。

材料　气球（或沙滩球）、沙包（纸团、毛线球）、晾衣夹、一双筷子及橡皮筋数条。

方法

1. 将气球或沙滩球绑在童军绳或细线上，并吊在天花板上（图1）。

2. 用胶带在地面上粘一条直线作为投掷区，让儿童坐在一个大球上使用沙包投掷气球。

3. 可在每五次投掷后移动投掷地点。

难易度改变　可将10张图卡或数字卡绑在一条横向的童军绳上，用沙包（或纸团）或自制玩具枪射击计分（图2）。

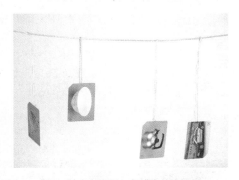

图1　数字卡绑于一条横向的童军绳

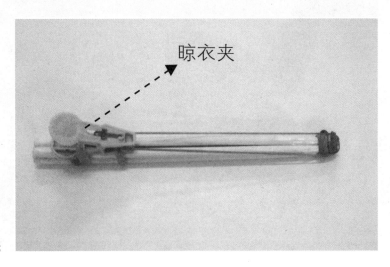

晾衣夹

图2　自制玩具枪

增进视觉—动作整合的活动

活动7-12 身体连连看

目的

1. 加强视觉—动作控制能力。
2. 使儿童对身体形成概念。

材料　大墙报纸两张、蜡笔（色笔）若干。

方法

1. 将墙报纸两张连接在一起，长度比儿童身高高出一些。
2. 让儿童躺在墙报纸上，摆一个儿童比较喜欢的姿势后，大人点出儿童的身体轮廓，点与点之间约间隔5厘米～8厘米（图1）。
3. 点完后请儿童将点连起，并要求其尽量将点连直。
4. 也可以用相机拍出儿童所摆出的身体姿势作为儿童连点的参考。

难易度改变　缩短点与点之间的距离，可使儿童感觉较为容易。

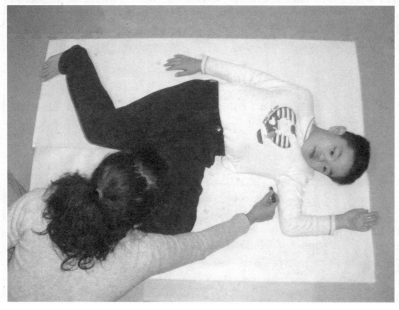

图1
躺在纸上，点出轮廓

增进视觉—动作整合的活动

活动7-13 纸上连连看

目的

1. 加强视觉—动作控制能力。

2. 增加个别手指活动。

材料 水彩、水彩盘、图画纸、蜡笔。

方法

1. 请儿童一次使用一个手指蘸水彩盘上的颜料，盖手指印于图画纸上数个，每个手指蘸一颜色盖手指印（图1）。

2. 请儿童使用与指印相同颜色的色笔将相同颜色的指印连接起来，或圈选出同一颜色的指印做分类游戏（图2）。

难易度改变 可要求年龄较大的儿童印出简单图形或物品之后，交给另一位儿童做连连看或猜猜看的游戏。

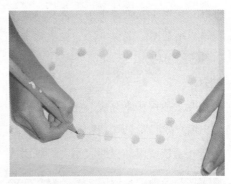

图1 盖手指印于图画纸上，并将指印连接起来

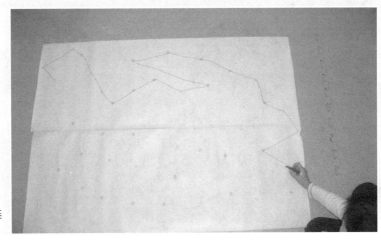

图2
点出简单图形连连看

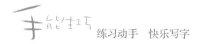
增进视觉—动作整合的活动

活动7-14 **焚化炉**

目的

1.加强视觉—动作控制能力。

2.加强问题解决能力。

材料 积木（或叠叠乐）、棉花球（乒乓球或小纸团、卫生纸团、橡皮擦等大小不同的物品）。

方法

1. 请儿童使用积木叠成一座高塔，并留出窗户或门的空间（图1）。

2. 请儿童依所留洞口的大小，将纸团或小球塞入塔内，而不碰到或破坏建筑物（图2）。

难易度改变 可以请儿童将物品都投入塔内后，再想办法将里面的物品拿出，而不破坏塔，可使用手、夹子或其他可用的器具。

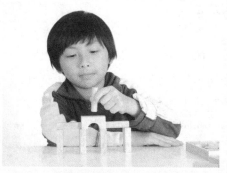

图1 叠积木高塔

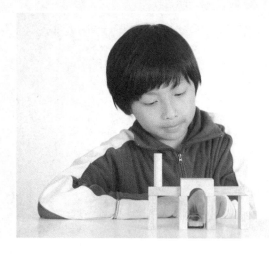

图2 将纸团或小球塞入塔内

增进视觉—动作整合的活动

活动7-15 圣诞老公公的胡子

目的 加强视觉—动作控制能力。

材料 棉花球、凡士林、镜子、镊子。

方法

1. 让儿童将凡士林涂于嘴巴四周并放置棉花球（图1）。

2. 帮儿童照张圣诞老公公的照片吧！再将棉花球逐一拿下（图2）。

难易度改变 可使用镊子增加难度（图3）。

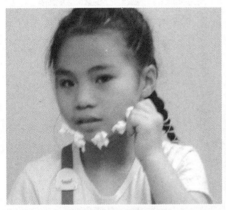

图1 将凡士林涂于嘴巴四周并放置棉花球

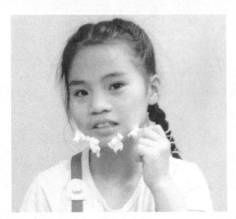

图2 将棉花球逐一拿下

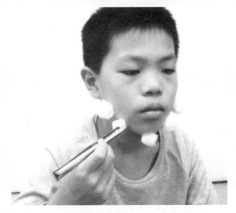

图3 可使用镊子增加难度

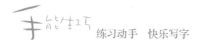
增进视觉—动作整合的活动

活动7-16 画彩虹

目的 加强视觉—动作控制能力。

材料 四开或二开图画纸、彩色笔或蜡笔。

方法

1. 请儿童坐在图画纸的长边边缘，以自己的身体为中心画半圆形（图1）。

2. 请儿童依彩虹的颜色逐一画出，可让儿童将线与线的空间填满颜色。

难易度改变 可坐于水泥地上，请家长、老师画一基线，使用粉笔画彩虹。

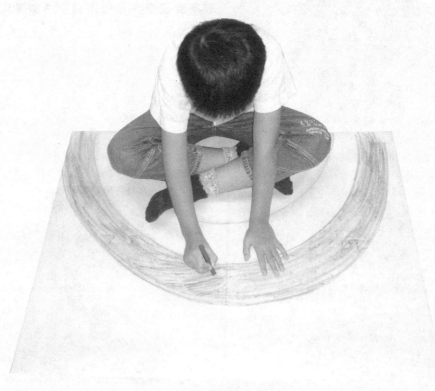

图1 用彩色笔或蜡笔画在图画纸上

增进视觉—动作整合的活动

活动7-17 正确使用剪刀（一）

儿童使用剪刀能力的发展 使用剪刀对于儿童来说是一个较为困难的动作技巧，儿童需要有良好的肩膀稳定度、两侧协调能力及手部动作协调。儿童刚开始自行使用剪刀时，常会两手同时拿剪刀，渐渐地会开始使用一只手来抓握剪刀，但会以掌心朝下、手肘提高的姿势来抓握剪刀，使用剪刀时会用全部手指一起开合来操作剪刀（见图1），此时儿童是以肩肘部位来控制剪刀的方向。若儿童在此阶段，先不要求儿童剪出直线或纸张的一角。

儿童会渐渐地发展出拇指朝上、手腕在正确位置的姿势，此时，儿童能较有效率地使用拇指来控制剪刀，而不需要全部的手指一起开合来操作；在一段时间练习后，儿童能发展出较成熟的大拇指动作，因肩肘的控制能力亦较为稳定。因此，操作剪刀时是以手部关节来控制，有些儿童也可能会把食指及中指放在剪刀的其中一个柄上，来增加操作时的稳定度。

注意事项 刚开始学习剪纸时，儿童的辅助手（即拿纸张的手）尚无法很精确地调整纸张的位置，因此在开始学习时，家长或老师需协助调整纸张的位置，使儿童可以专心练习剪刀的开合，避免儿童一开始学习即受挫折。

前述第二、三、四章的手部训练活动都是儿童使用剪刀前的重要训练活动，先在游戏中提升儿童的手部功能，再渐进式地给儿童练习剪刀，可以降低儿童学习使用剪刀时的挫折感。

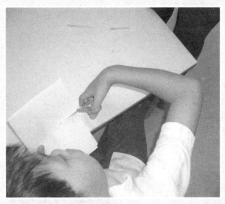

图1 不成熟的剪刀使用技巧，掌心朝下、大拇指动作控制能力差、手肘提高抓握剪刀，使用剪刀时会以全部的手指一起开合来操作剪刀

增进视觉—动作整合的活动

活动7-18 正确使用剪刀（二）

剪刀的选择　帮儿童选择剪刀时，可能需要多尝试，才能找到适合的剪刀。以下有几个选择剪刀的原则：

1. 儿童的手较小，选择握柄较短、握柄的洞较小的剪刀，儿童不需要太大的力气或动作即可打开剪刀（图1）。

2. 金属的刀柄比塑料刀柄的剪刀更容易使用，同时应该避免幼儿使用尖头的剪刀。

3. 刚开始学习时也可以使用一般裁缝用小剪刀替代儿童剪刀，但必须指导儿童小心注意尖头的部分。

4. 对于有发展障碍的儿童，以下有几种特殊剪刀可供参考。（图2~图5）

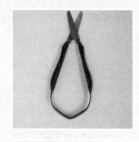

图2
弹簧打开的剪刀：适合刚开始学习剪刀技巧的唐氏儿童

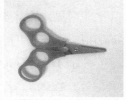

图3
四洞握柄：大人可协助儿童练习使用剪刀

图4
协助儿童拿好剪刀，选择能增进手弓与虎口稳定的剪刀

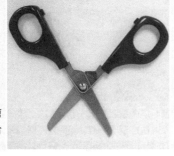

图1
握柄短、洞小的剪刀较适合儿童使用

图5
学习使用剪刀开合动作的玩具

增进视觉—动作整合的活动

活动7-19 正确使用剪刀（三）

儿童使用剪刀的训练步骤 刚开始学习使用剪刀并不要求儿童剪出直线，可依循以下步骤指导儿童。

1. 剪刀开合练习：给儿童适合的剪刀，指导其正确的拿法；给儿童小张纸片让儿童自行随意剪成小纸片；剪完后，可请儿童使用大拇指及食指捏起小纸片，贴在着色本的图形上，做成如马赛克的图（图1）。

2. 剪小纸条（约10厘米长、2.5厘米宽）：让儿童将此长条剪成四等分，即四个正方形（图2）。

3. 将纸剪成两半：请儿童把使用了一面的废纸剪成两半，只练习将纸剪成两半即可，剪好的纸张可做成便条纸使用（图3）。

4. 剪8厘米~10厘米直线：可将剪刀比喻成车子，指导儿童车子要开在画好的线上，开在线上比开得快还要重要（图4）。

5. 改变方向：从纸张的角落开始，画一个正方形，儿童只需转一个弯，指导儿童遇到转弯要先停下，调整好纸张后，再继续剪（图5）。

6. 剪弧线：在纸张的角画一弧线，指导儿童剪刀和纸都要慢慢移动，可将此活动称为做蛋糕活动，一次剪下一片，剪下四片（四个角）即可完成一个蛋糕（图6）。

7. 剪圆形：将纸张对折，画好半圆形，请儿童将半圆形剪下后展开，即成一个圆形；练习数次后，画一个完整的圆形，请儿童剪完整的圆形，刚开始时儿童调整纸张及使用剪刀能力尚未成熟，多次练习后才可剪好圆形（图7）。

8. 剪复杂图形：对于有发展障碍的儿童，若需完成学校内的美劳作品，可将复杂图形先裁成较容易的图形，减少儿童挫折感（图8、图9）。

增进视觉一动作整合的活动

活动7-19　正确使用剪刀（三）（续）

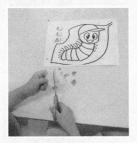

图1　随意剪小纸片做成马赛克图

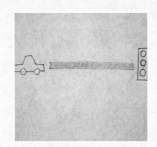

图4　剪在粗线上

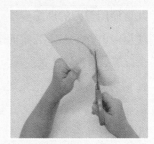

图7　剪半圆

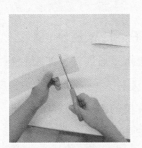

图2　剪2.5厘米宽的纸条

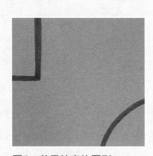

图5　剪需转弯的图形

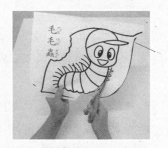

图8　剪复杂图形

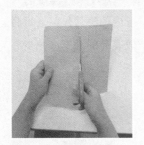

图3　将纸张剪成对半

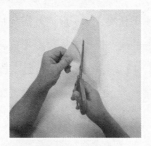

图6　剪弧线

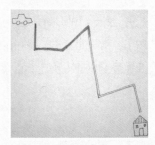

图9　自行调整复杂度

增进视觉—动作整合的活动

活动7-20　正确使用剪刀（四）

目的　手掌两侧分化。

材料　儿童用剪刀、吸管、卡片纸、塑料卷标。

方法　拿剪刀的动作即为练习将手的两侧分开的动作，无名指和小指弯曲稳定手掌，前三指同时伸及缩，剪刀上的环一个放在大拇指指间关节上，另一个放在第三指的远程指间关节上，第二指则是协助固定剪刀在垂直的平面（图1、图2）。

难易度改变　如果儿童一直无法将无名指和小指弯曲稳定，则可在无名指和小指间加入一小块海绵。刚开始小孩只需练习开合的动作，再渐渐有规律地剪，例如剪小吸管、塑料卷标、卡片，最后再剪纸，剪纸是最需要技巧的，辅助手还要拿好纸避免不小心撕破（图3、图4）。

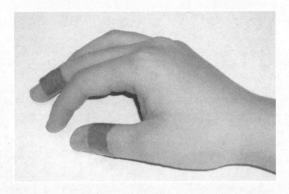

图1　在大拇指及中指第一指节用有颜色胶带做记号，提醒儿童剪刀放置位置

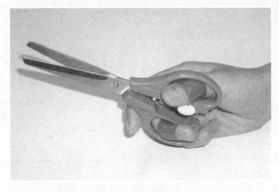

图2　剪刀正确使用方式，大拇指及中指做记号处置于剪刀的两个圆柄中，食指置于圆柄前方刀刃下方以控制剪刀方向

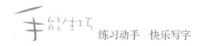

练习动手　快乐写字

增进视觉—动作整合的活动

活动7-20　正确使用剪刀（四）（续）

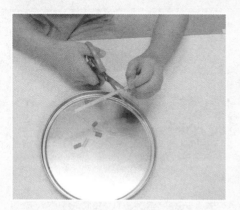

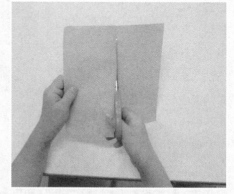

图3　较小的儿童，刚学习使用剪刀，可从剪软吸管或1厘米宽的长纸条开始练习。剪完的吸管可做穿项链或颜色分类活动

图4　儿童对剪刀的使用较熟悉之后再开始剪直线，再渐渐剪形状或弧线

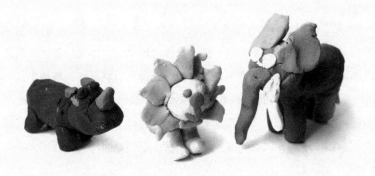

第八章

视知觉

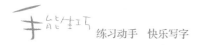

一、视知觉及其影响

视知觉是指一个人如何对所看的东西做区辨、回忆、比较并赋予意义的知觉能力。早期儿童的发展是通过手的触摸及视觉来辨认物体的形状、大小及位置（形状概念），并区辨物品不同的地方（视觉区辨），渐渐地，儿童可以从复杂的环境中找出对其有意义的物品，并忽略不相关的视觉刺激（前景—背景区辨）。随着年龄的增加，儿童认识到物品在空间中的位置以及与其个人的相对关系（空间关系），更可以理解物品的大小可能会随位置的不同而改变大小或形状，但仍是同样的东西（大小形状恒常）。

早期儿童学习书写时，主要是依赖视觉回馈来引导及修正动作，在学习写字之前，儿童必须能够记得字的形状，此时视知觉即为一个重要因素，使儿童知道字的形状并计划动作决定从何下笔，再与原先的字做比较以作为下一次书写修正的参考。

视知觉的能力与许多其他认知能力亦有密切关系，包括注意力、记忆、感觉信息整合力、问题解决能力及概念形成及信息处理能力，其中任何一项有困难都会影响儿童的视知觉。视知觉的信息处理过程包括视觉注意力、视觉记忆及视觉区辨三大类：

视觉注意力，指儿童利用视觉选择环境中的刺激物，与儿童的警醒度、警觉性及选择性注意力有关，视觉的注意力会影响儿童处理视觉信息的分析及学习能力。

视觉记忆，指个人可以保存并回忆视觉信息的能力，此能力与个人的注意力有关，形成视觉记忆的过程包括注册（register）、辨识（coding）及提取（retrieval）。

视觉区辨，指个人分辨视觉信息的特征并忽略不相关特征的能力。视觉区辨能力包括指认（recognition）、配对（matching）、分类（categorization）及空间关系（detecting relationships）、前景—背景区辨（figure ground discrimination）等。

二、视知觉困难儿童指导原则

有视知觉困难的儿童，在认符号或汉字时较慢，即使在认得该字或符号后，当字的空间、位置或字形有所不同时，儿童可能仍会觉得那个已认得的字像新的字而不容易辨认出，写字时也无法控制字的大小或字的位置，无法写出整齐排列的汉字。有些视知觉有困难的儿童甚至无法想象字的形状，在仿写出一个字之后，可能也无法分辨出自己写的字与正确的字之间有什么区别。在学习数学、拼音时，可能缺乏识别几何图形、数字及字母的技巧。视知觉困难的儿童除了在认字及书写的部分有困难之外，在日常生活游戏中，对于拼图、模型组装、辨认或分类形状、符号、图形的游戏较为排斥且无法维持一段时间来完成该活动。在找寻自己需要的日常用品、放置归类物品时也需要较长的时间。

视知觉困难、视觉上动作整合能力差或精细动作差的儿童都可能会写出潦草及难以辨认的字，但是通过儿童是否区辨并自我矫正写出来的字，可以了解儿童在哪个部分有困难。视知觉困难的儿童无法辨认出自己写的字是对还是错，然而视动整合及精细动作差的儿童可以指出自己的字与正确的字的不同之处。

在指导刚开始学习书写的小朋友时，最好准备九宫格或四宫格的纸，在学英文时使用横线条书写的纸，小朋友才能知道字的中间及比例如何，并且了解有哪些空间是要填满的，从书写线写起要写到中间线还是线上，需要把字的写法分析得更仔细（例如：要从哪里开始，笔顺如何，移动多少距离，哪里要停止）。在动作的学习上，治疗师应告诉小朋友哪里下笔要快、哪里要慢，使小朋友减少学习的时间及写错所造成的挫折感。对于有视知觉困难的儿童，可借由运动觉的练习，减少视觉的引导来写出正确的字，这些儿童虽然无法直接以视觉区辨字是否正确，但可通过用手指或笔的运动觉记忆来判断字是否正确。

早期对于视知觉的训练着重提升大脑对于视觉信息的处理能力，例如：若儿童的

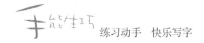
练习动手　快乐写字

前景—背景区辨能力较差时，则给予儿童从一堆物品内找出某一指定物品训练活动。但这样的训练常在对阅读及书写的改善效果上受到质疑。因此在学习书写时，大多数学者建议从与活动最接近及类似的技巧活动开始训练，例如视觉区辨较差的儿童可练习区辨两个字之间的差异，而不是选择两个不相关图形做区辨，此种方法是在教导儿童对于特定活动的视觉区辨技巧及策略，相对于直接训练大脑分析视觉信息的方法更容易。

多动症儿童对于视知觉活动有困难常是因为冲动控制差以及选择性注意力较差，因而无法有效率地辨识或回忆视觉刺激，因此在协助这些儿童学习时，需把重点放在冲动控制上，营造适合学习的环境，减少引起其分心的刺激，使儿童静下来维持注意力，而非仅提供大量的视知觉活动。对于智能不足的儿童，因其类化的能力较差，无法将所学习到的策略应用到别的情境，因此应该对这一视知觉活动给予直接的指导来改善其视知觉能力。

本书着重提高儿童的书写技巧，因此以下的视知觉活动会更着重于使用视知觉的策略来协助儿童学习书写。

增进视知觉能力的活动

活动8-1　找找看

目的

1. 增进视觉记忆能力。

2. 了解空间概念。

材料　教室内的常用物品（家中的日常生活用品）、常用物品的图片。

方法

1. 将图片散落，儿童先不看图片内容，选择三个物品，大人可根据图片的内容来决定拿几张图片，例如：若一张图片内已有三个物品，则只需选择一张图片（图1）。

2. 让儿童在图片上做记号（自己的名字或贴纸），并请儿童记住自己拿到的图后交回给大人。

3. 请儿童在教室内（或家中）找出图片内的物品（图2）。

难易度改变

1. 刚开始玩这个游戏时，可先将十个物品放在桌上，在儿童交回图片后可立刻去找出刚刚所看到的物品。

2. 等儿童熟悉此游戏后，可增加图片内容，拿取四到六个物品的图片。

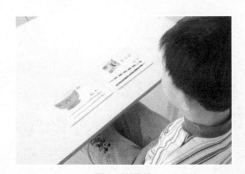

图1　选图片

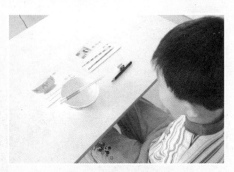

图2　找来图片上的物品

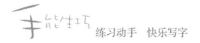

增进视知觉能力的活动

活动8-2 比角度

目的　协助学龄前儿童辨识及模仿画相同角度的线条。

材料　直立黑板（白板）、磁铁条。

方法

1. 确定儿童了解"相同"或"不同"的概念。

2. 将两条磁铁条以不同的角度放在黑板上，让儿童判断两条磁铁所摆放的角度是否相同（图1）。

3. 让儿童判断两个磁铁条摆放的角度是否一样，若儿童无法判断，则引导儿童沿着磁铁条用手指描画磁铁条的方向及角度之后，再问一次是否相同。

4. 等儿童的判断都正确之后再让儿童模仿摆出正确的位置。

难易度改变

1. 直立的平面通常比水平的平面容易判断图形，当儿童对于直立的平面线条判断正确之后，可进行桌面活动。

2. 当儿童在桌面上执行有困难时，则可指导儿童将头摆在脸与桌面平行的位置，仿佛是在使用直立平面，之后再渐渐把头抬高。

3. 在公园内或餐桌上也可使用小树枝或牙签练习，或可利用牙签排列简单汉字。

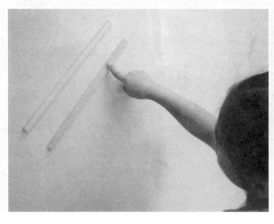

图1　判断两条磁铁是否平行

增进视知觉能力的活动

活动8-3　数字辨认

目的　增进儿童辨识及脑中视觉成像的能力。对于视觉空间混淆、视觉区辨及视觉记忆能力较差的儿童，通过提供较多的触觉、运动觉、听觉练习活动以提升其记忆字形的能力。

材料　树脂，数字积木或印有数字的纸张。

方法

1. 将树脂涂在数字或简单的汉字上，请儿童描述这个字如何写好，并等树脂干（图1）。

2. 请儿童将眼睛闭上，使用食指去感觉字形之后，再请儿童将字写出（图2）。

难易度改变

1. 也可使用毛线粘出数字或字的形状，请儿童用食指描画后再使用铅笔写出来。

2. 使用黏土将汉字及数字依照形状排出数个，做好后要求儿童闭上眼睛去辨认所摸到的数字。

3. 可将数字积木放入小塑料袋内，让儿童伸手进袋内感觉数字，描述摸到的数字形状，再拿出来确认数字是否正确。可在二人以上的团体游戏中进行，以增加趣味性。

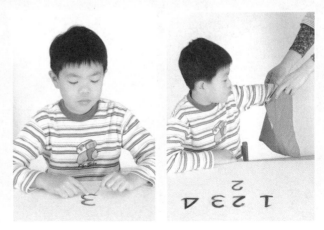

图1　将树脂涂于数字模型上（左）

图2　请儿童闭上眼辨认摸到的数字（右）

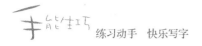

增进视知觉能力的活动

活动8-4　改错字

目的　加强儿童对数字或汉字细节的区辨能力（儿童需有简单的识字能力）。

材料　黑（白）板、粉笔。

方法　将要教的字写在黑板上，但与正确的字有一些细节上的差异，请儿童说出哪里有错并改正。

难易度改变

1. 两到三个儿童参与改错活动，并轮流出题可提升活动的趣味性。

2. 对于视知觉能力稍差、但运动觉学习效果较好的儿童，建议将字先写在纸上，再分析与黑板上的字之间的差别。

活动8-5　将字写在格子内

目的　加强儿童区辨字的位置及大小分配是否适当的能力（儿童需具备简单的识字能力）。

材料　画有九宫格的纸、铅笔、红笔。

方法

1. 请儿童写下一行字，并与范例字比较，用红笔自行圈出空间位置不同的地方。

2. 告诉大人圈起来的地方有何不同。

难易度改变　可以二到三个儿童一起找，圈出不同处，也可请儿童找出一行中太大或太小的汉字。

增进视知觉能力的活动

活动8-6 前景—背景区辨的代偿策略

目的 协助儿童提升在操作精细动作活动时的视觉注意力及视觉区辨能力。提醒儿童教导代偿策略的目的在于提升能力表现，鼓励儿童练习使用这些方法并形成习惯。

策略一 减少环境中影响视觉注意力的物品。

1. 将黑板擦拭干净以利于儿童将视觉注意力集中在要学习的字上。

2. 减少儿童桌面上的物品，教导儿童将非必要的用品放在抽屉内。

3. 让儿童坐于第一排，避免因看到其他儿童的桌面而分心。

4. 减少在黑板周围布置装饰品。

5. 将教室内的玩具及有趣的教具放在有门或是遮蔽的柜子内。

6. 减少作业本内的分心图案，准备空白的作业纸。

策略二 多利用视觉及触觉线索，教导儿童将注意力放在某些视觉线索上。

1. 使用红笔将需要的部分加粗。

2. 将书写本内的网格线加粗。

策略三 只提供需要被注意到的视觉刺激。

1. 考试时，一页只有一到两个题目。

2. 使用白纸将不需要看到的部分先遮起来。

3. 对于拼图类的活动，一次只给予一片拼图尝试，并将不需要看到的部分遮住。

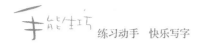

增进视知觉能力的活动

活动8-7 形状恒常性的视知觉辨识能力

目的 某些儿童有视知觉处理（形状恒常性）上的困难，对于呈现在不同地方的字体，在辨认或记忆上会有困难。这些小朋友抄写黑板上或直立平面上的字时较慢，字体或字形的些微改变也会造成儿童对该字的困惑，从而较难辨识，代偿策略旨在加强视觉辨识能力。

代偿策略

1. 提供一份桌面上的文字替代黑板上的文字，可指导儿童向邻近的儿童借来抄写。

2. 尽量使用儿童熟悉的字体。

3. 刚开始学习数字或简单的汉字时，确定儿童的书写平面与老师的书写平面是一致的，这样儿童基本不会有方向及空间位置上的混淆，例如儿童也有一个和老师一样的直立黑板可练习书写（使用辅具斜板见第九章第二节）。

4. 若儿童对于黑板上的字辨识较容易，可让儿童在阅读时将书本直立。

5. 若儿童在辨认人脸时有困难，可教导儿童观察较为明显的特征。

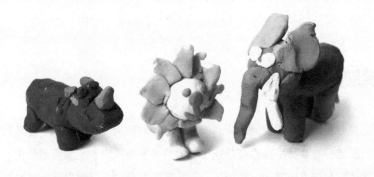

第九章

正确的写字
及握笔姿势

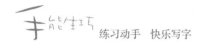

　　诊断儿童是否有书写困难的方式包括观察其粗动作及精细动作是否准备妥当，另外还包括视觉控制、两侧协调、空间分析等能力的整合，视觉及运动觉的感觉回馈是需要注意的部分。幼儿园及低年级老师应协助儿童做书写前的准备工作。

一、写字前的手部活动

　　儿童要写字需要有足够的肩、肩胛稳定及肩关节活动的肌力，关节的稳定度足够支持手臂的活动，而进一步要将字写漂亮及速度快则需要手腕稳定、手掌两侧分化、大拇指及手弓发展良好和纯熟的掌内操作技巧。给儿童写字前的心智暖身活动可增加血液的带氧量、神经传导物质的作用效率、关节囊的润泽及肌肉弹性。以下的暖身活动可在儿童做写字练习之前从1～5项暖身活动中选择一个活动协助肩、肘的稳定，再由活动6～13项中选择1～2个来协助掌内小肌肉的灵活运用，可播放轻松的音乐激发儿童对活动的兴趣。

暖身活动

（1）请儿童起立，两手放平压在桌面，用两手支撑体重，维持10秒重复3次（如活动2–3图3）。

（2）请儿童将手撑在椅子两边，做出将屁股抬起的动作维持10秒重复3次（如活动2–3图2）。

（3）手臂举高在空中练习学过的字。

（4）请儿童把两手放大腿上，上臂紧靠住身体，前臂做翻掌活动，需指导儿童同时且快速翻转（即掌心向上→掌心向下→向上→向下）10次。

（5）请儿童弯曲手腕做上翘及下垂的动作10次。

（6）五指做伏地挺身，即两手的五指指尖相对（如活动4–14图2），手指互推10次。

（7）手掌呈碗状，放入两个小橡皮擦，另一手也呈碗状做摇骰子动作10次。

（8）一手拿起铅笔，使用1、2、3指向前旋转180度5次，再向后旋转5次，再换另一只手练习。

（9）掌内操作活动：取5个小橡皮擦放在桌上，用一只手的拇指及食指尖取1个放入掌心中，再取1个放入掌心，取完5个后，再自掌心中取1个移至指尖，放在桌上将5个叠高。

（10）一手取铅笔用三点抓握法，移动拇指及食指，使手移动到铅笔橡皮擦处，再向下移动手指到笔尖处。

（11）手指点数，大拇指依序碰食指、中指、无名指及小指，来回5次。

（12）请儿童把两手掌心向下放在桌上，五指展开再做五指并拢，重复10次。

（13）请儿童打开手掌，然后握成拳头，重复10次。

二、写字姿势

握笔、坐姿、灯光、桌椅等小细节都是大关键。小学一年级学生刚开始练习写字时，父母要注意下列五项指导原则。

1. 选择合适的桌椅

帮孩子挑选适合身高、坐高的桌椅，坐在椅子上时，桌面的高度应该在比手肘低5厘米的高度。

2. 灯光照明适当

看书、写字的灯光，以能让眼睛看清楚又舒适的亮度最合适。台灯要放在书桌左前方，避免直接照射在书本上；房间的大灯和桌灯要同时打开；头上日光灯最好从惯用手的对侧上方照射较好。

3. 坐姿正确

上身端正坐直，髋、膝、踝关节皆呈90度，双脚刚好踏到地面，双膝分开约10厘米宽，两肩齐平，两臂下垂，保持背直胸挺，不可弯腰、驼背或趴在桌面，若背肌张力过低，需先做调整肌肉张力的活动。胸膛离开桌子边缘约8厘米～10厘米（约一个拳头宽），头部稍向前倾，惯用手执笔，辅助手压纸，不可一手托腮或撑下巴，两眼平视笔尖和纸面，眼睛和书本间要保持30厘米～40厘米的距离（见图1）。可用斜板矫正写字姿势（见图2）。

4. 正确握笔方法

用右手食指和拇指尖夹握笔杆，再稳靠在中指第一关节侧面，用三指共同夹握笔杆，无名指和小指自然弯曲，支持前三指而垫靠在纸面上。手掌呈中空形状。

5. 良好书写方式

笔杆向前倾与纸张形成45度～60度的斜角，握笔的两手指指尖距离笔尖约2厘米～2.5厘米，注意食指的第一关节处不可用力而呈现弯曲状，真正着力点是在指尖，握笔不必太用力，轻松、自然就好。

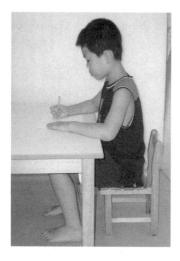 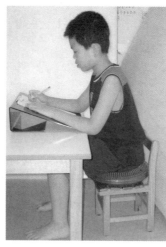

图1（左）
正确写字姿势与环境

图2（右）
使用斜板矫正写字姿势

三、握笔姿势

写字包含最复杂的使用工具动作技巧且是需要教育的，很多家长以为小孩会自己学会拿笔并写好字，但根据学者的研究（Connolly, 1973；Miyashita, 1979），一般儿童平均约在6岁时，可利用正确的动态握笔方式（dynamic tripod pencil grasp）来书写且写字的力道平均。很多人坚持自己的握笔方式，但很多握笔方式不正确。这些人使用较近端关节，而较为缺乏使用控制较精细动作的远程关节，若握笔时虎口太窄，就无法使用食指顺利画线，画曲线或圆时则需借助手肘的旋转甚至到肩膀的内转、外转动作。小孩握笔的方式会影响字形、写字的速度、力道及写字的持续度。表9-1和表9-2介绍不同的握笔方式与写字速度及施力大小，及不好的握笔姿势所造成的影响。

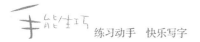

表9-1　抓握方式不同时儿童骨骼及肌肉使用

抓握方式	使用的骨骼及肌肉					介入目标
	手腕	手弓	虎口	手掌分化	手指活动	
成熟的动态三点抓握（mature dynamic tripod）约四岁半至六岁，略微手腕上翘，使用手指移动笔	+	皆有	+	+	+	运动觉训练，增加写字效率
动态四点抓握（dynamic quadripod）使用手指移动	+	皆有	+	−	−	1.提供手掌两侧分化的训练活动 2.使用握笔器协助三点抓握的形成
静态三点抓握（static tripod）约为三岁半到四岁的抓握方式，使用手腕动作移动笔	+（稍微）	皆有	+较小	+	−	1.提供掌内操作技巧、增加虎口稳定的活动 2.如果食指及中指过度弯曲可以用胶带粘住
静态四点抓握（static quadripod）使用手腕动作移动笔	+	纵向	+	−	−	1.提供手掌两侧分化、增加虎口稳定、掌内操作技巧的训练活动 2.使用握笔器协助三点抓握的形成
大拇指包住食指（cross thumb）	+	横向	−	−	−	1.提供手腕上翻、增加虎口稳定的活动，并将活动置于垂直平面进行 2.提供握笔器协助
毛笔握法（lateral tripod）	+	近端横向、纵向	−	−	+	1.需职能治疗师介入评估、建议于垂直平面上书写并给予增加肩膀、前臂、手腕及手弓稳定的训练活动 2.对于肌张力低下的儿童，可在治疗师评估下建议使用替代抓握方式来代偿其手部关节稳定度不足
手腕翻转抓握（pronated grasp）约为两岁到三岁的抓握方式	−	纵向	−	−	−	1.提供手腕及手弓的稳定、手掌两侧分化的训练活动 2.使用垂直平面协助手腕上翘姿势
拳头抓握方式（power grasp）约为一岁到一岁半	−	横向	−	−	−	提供发展个别手指的活动，手腕上翘，手弓稳定及手掌两侧分化

资料来源：Berry，J.（1999）. Fine Motor Skills in the classroom. p.23～26。

学者Benbow（1991）在儿童握笔研究中比较不同的握笔姿势对于写字速度、力道及平顺度的影响，要求儿童使用数字笔在数字板上写出英文lelele的书写体，并分析不同握笔姿势的影响，以下为不同握笔姿势的比较，以及不同握笔姿势对写字时可能造成的影响。

表9-2　不同抓握方式对写字所造成的影响

握笔姿势		写字时中心平均压力/力道（克）	完成lelele的总时间（秒）	笔画在转弯时的总停顿时间（秒）	写字时可能造成的影响
成熟的动态三点抓握		301	8.7	0.2	
大拇指包住食指		640	8.6	1.2	易手酸，写字速度不稳定
静态三点抓握		250	15.9	6.8	写字速度慢，写字转弯处易停顿
特殊抓握方式，静态三点抓握，食指伸直，笔靠在中指上，无手指动作		204	15.3	4.6	写字速度慢，写字转弯处易停顿

资料来源：Benbow, M.（1995）. *Principles and Practices of Teaching Handwriting in Henderson, A.& Pehoski, C.（Eds）, Hand Function in the child: Foundations for Remediation. p.269~271)。*

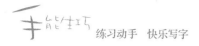
增进握笔及运笔能力的活动

活动9-1 维持正确抓握笔的方式

目的 协助运动觉回馈差的儿童增进握笔能力。

摆位 将铅笔摆在三点抓握的位置，食指及中指离笔尖约2.5厘米的位置（若惯用手为左手者，则离笔尖约3厘米）。

方法

1. 利用各种视觉的、口头的或直接协助儿童矫正手指位置。

2. 由大人口述如何将手指正确地放置在笔上，使儿童也知道口诀。

3. 将儿童的手指正确地摆在笔上，让儿童闭上眼睛感觉手指所在的位置，带着儿童的手画简单的图形，同时提醒儿童将手指摆好位置。

4. 利用握笔器协助儿童维持正确的摆位姿势。

5. 利用小橡皮筋套或色笔在铅笔上做记号，提醒儿童抓握的位置。

6. 利用小粉笔鼓励儿童使用正确的抓握方式在黑板上写字。

7. 使儿童以正确的姿势抓握铅笔，大人在笔尖处施力移动笔尖，施力大小不要超过儿童可以维持正确姿势的力量，要求儿童尽量维持正确的握笔姿势。

8. 利用各种不同阻力的书写材质作为画图材料，请儿童注意其握笔姿势。

增进握笔及运笔能力的活动

活动9-2 控制写字力道的活动（一）

目的 协助儿童感觉写字时的适当施力方式。

摆位 让儿童使用适合其书写的桌椅，将水彩笔摆在三点抓握的位置。

方法

1. 儿童常因为手部肌肉较紧，而在书写时过度用力，可在活动前先做手腕上翘承重的活动及放松活动。

2. 使用水彩笔画直线或横线条，提醒儿童使用水彩笔尖（而非将整个笔压平）从纸的一端画至另一端，并且尽量维持线条宽度一致（图1）。

3. 请儿童圈出哪些地方较粗（图2），并试着去改正，直到儿童可以用较快的速度画出均匀的线段时，再请儿童画波浪线，最后再请儿童闭上眼睛画均匀的直线或波浪线。

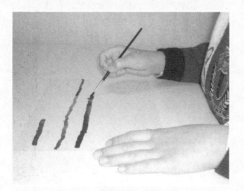

图1 使用水彩笔笔尖画线条

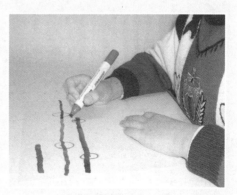

图2 请儿童用红色圈出线条过粗的部分

205

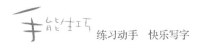

增进握笔及运笔能力的活动

活动9-3 控制写字力道的活动（二）

目的　协助儿童感觉写字时的适当施力方式。

摆位　让儿童使用适合其书写的桌椅，将铅笔摆在三点抓握的位置。

方法

1. 儿童常因为手部肌肉较紧，而在书写时过度用力，可在活动前先做手腕上翘承重的活动及放松活动（见活动3-1图1）。

2. 鼓励儿童利用不同软硬度的笔芯画简单的图形，选择其中一段宽度与颜色深浅适中的线条作为模板，请儿童再画出与其宽度及颜色深浅相同的线条（图1）。

3. 当儿童可容易地画出同样的线条后，再要求儿童闭上眼睛画同样的图形，睁开眼睛做比较并修正，直到儿童可画出相同的图形为止（图2）。

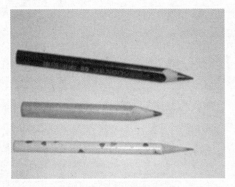

图1　不同软硬度的笔芯

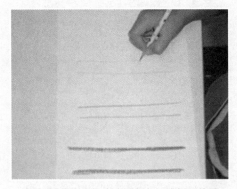

图2　请儿童画出宽度及颜色深浅相同的图

增进握笔及运笔能力的活动

活动9-4 控制写字力道的活动（三）

目的　协助儿童感觉写字时的适当施力方式。

摆位　让儿童使用适合其书写的桌椅，将铅笔摆在三点抓握的位置。

方法

1. 儿童常因为手部肌肉较紧，而在书写时过度用力，可在活动前先做手腕上翘承重的活动及放松活动（图1）。

2. 让儿童使用彩色铅笔或蜡笔在着色本上涂色，大人先做示范，指导儿童画出色彩平均、力道适中的线条。

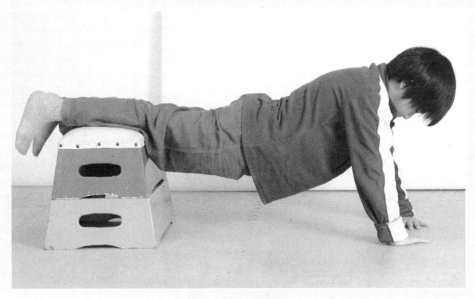

图1　手腕上翘承重

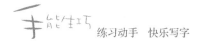

四、握笔的矫正方式

　　儿童握笔姿势不正确常与其精细动作差有关，除了给予精细动作训练之外，当孩子开始要学写字时就给孩子配合使用握笔器是最有效的，若小孩已经习惯某种特殊的握法及感觉回馈，再改正握笔姿势就较为困难。当小孩的手已正常发展，但握笔姿势还没固定下来时，就应给予握笔器协助书写。使用握笔器可让手掌摆出虎口打开的姿势以利于指尖移位动作，从而使手指远程的操作更有效率，使用握笔器约4～6星期可以促进虎口打开。三角形的铅笔虽然也可以促进虎口打开，但仍无法达到像握笔器那样促进虎口打开的功效。

　　在选择握笔器或书写工具时应根据儿童手部发展的程度，否则易造成儿童挫折、不愿意使用或摆位不正确，无法达到矫正握笔姿势的效果。表9-3就常用握笔器的使用及适用对象进行介绍，特殊儿童应请职能治疗师评估其目前手部发展程度，提供适合儿童个别需求的握笔辅具。

表9-3　协助儿童正确握笔的辅具

	1.矫正握笔时大拇指的位置 2.虎口支持较好，可协助维持虎口稳定 3.可适用惯用手为右手或左手的小朋友 4.需注意食指处摆位，当儿童呈现食指过度弯曲（食指伸肌与屈肌不平衡）情形时，需提醒食指用力于指尖部分
	1.提供视觉及触觉的线索，使儿童了解大拇指、食指及中指应放在铅笔的位置，惯用手为右手的儿童，大拇指放在星星记号上，惯用手为左手则将食指放在星星记号上 2.需注意儿童是否将笔杆置于虎口，而非使用如写毛笔字的方式书写
	1.可鼓励儿童使用三指抓握的方式 2.需注意食指处摆位，儿童可能呈现食指过度弯曲

（续表）

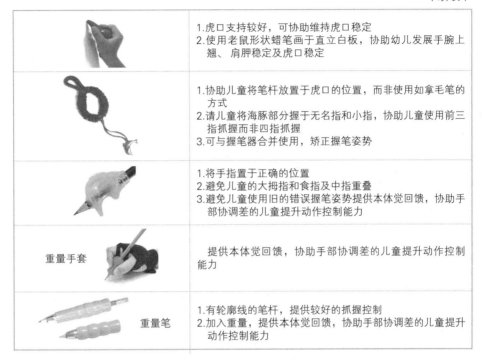

	1.虎口支持较好，可协助维持虎口稳定 2.使用老鼠形状蜡笔画于直立白板，协助幼儿发展手腕上翘、肩胛稳定及虎口稳定
	1.协助儿童将笔杆放置于虎口的位置，而非使用如拿毛笔的方式 2.请儿童将海豚部分握于无名指和小指，协助儿童使用前三指抓握而非四指抓握 3.可与握笔器合并使用，矫正握笔姿势
	1.将手指置于正确的位置 2.避免儿童的大拇指和食指及中指重叠 3.避免儿童使用旧的错误握笔姿势提供本体觉回馈，协助手部协调差的儿童提升动作控制能力
重量手套	提供本体觉回馈，协助手部协调差的儿童提升动作控制能力
重量笔	1.有轮廓线的笔杆，提供较好的抓握控制 2.加入重量，提供本体觉回馈，协助手部协调差的儿童提升动作控制能力

▌五、使用运动觉方法教导写字技巧

写字是一种需要教导及动作回馈学习的技巧，Fitt（1964）认为写字的技巧学习需要经过三个阶段。第一阶段是认知阶段（cognitive stage），此时小孩要记下我们教给他的口语指导，反复记下这样的信息后写下，写出的字是未经过修饰的。第二阶段则是相关阶段（associative stage），小孩书写较顺且渐渐减少错误。第三阶段是自主阶段（autonomous stage），儿童写字动作已成为不太需要感觉回馈的动作，小孩可写得更有效率。另外，学习书写与学习阅读是两种不同的能力，学习阅读是一种语言能

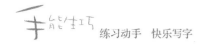
力，但是学习书写却不是，因此学生都知道写字时头脑要比手还快，手需要经过几百次的重复练习后才会写得快又轻松。若不使用运动觉书写而用视觉指引的方式，字迹可以写得很清楚甚至可以写得很漂亮但却不是很实用，因为花太多的注意力在控制手部的动作。一个有效率的书写活动应该让认知注意力花在组成字根、部首、词汇及句子的部分，因此若手部的动作不够熟练，又需要造句写文章时，就会造成父母或老师常抱怨小孩的手写速度跟不上脑中想的句子。使用运动觉的教导技巧，可以使有学习障碍的小孩发展一种代偿的技巧，使其能力可与班上同学接近；对于在视觉动作协调上较为困难的小孩，可增加其书写的稳定性。

1. 使用运动觉书写的训练方式步骤

（1）给一张有字及有格的纸。

（2）指导分析字的结构。

（3）以适当的书写速度及力道写一个字。

（4）眼睛闭上写一次，再睁开眼睛看不适当的部分，作为下一次书写修正的重点，重复步骤到可以不需思考动作即写出。

刚开始时，可依运动觉能力分几个小组，放几个小朋友熟悉的物品，学习该物品的名称，使小朋友有视觉形体的概念，等每一组的人都对该字很熟悉之后才可再换下一个字，另一个字必须是与原本的字很类似的字形，使小朋友可以重复回想刚才的动作形态。

2. 学习的顺序

（1）坐姿及教室的安排情形：要有适合的桌椅才能使小孩学习写字更有效率，如果椅子太高使小孩的脚跟无法踏到地板，则写到换页面时，小孩无法去平衡手臂移动时的重心改变。若桌面太高，则小孩会因为上臂太开而无法有效控制手指部分。

（2）写一个正确示范的字：可在黑板上写一个40厘米大小的字，在示范时即叙述出正确的动作，请小朋友复述每一个步骤，也可使用类似的物体来解释动作形态。

（3）写字前的准备活动：在使用铅笔前，小孩可先做手指的暖身活动，例如利用手指模仿枪或比数字等游戏。做完手指暖身后，可让小孩以食指及中指合并比2（YA!）的姿势，加上肩膀的动作在空中写出示范的汉字，并请小孩描述整个动作计划的过程。

整个动作计划过程都正确后即让小朋友闭上眼睛，想象字母形状及在空中划出该字的动作，接下来就可以让小朋友手肘靠桌面上写，这样的准备活动对刚开始学习写字的小孩是必要的。在一般的课堂上，老师也可以借助这个过程看哪个小孩无法画出字的形状，或无法将动作计划描述出来，或当眼睛闭上即不会写的困难。完成这些简单的小活动，小朋友几乎都可以有最基本的写字技巧。

（4）纸和笔：早期学习书写最好用有网格线的纸加上视觉的协助，一个字写10次后，看是否在正确的空间位置上，告诉小朋友，现在手要怎么自行写字，圈出小朋友写得最好的字之后，再练习使用运动觉写20次。当小孩睁着眼睛写得很好时，可让小孩尝试闭眼睛去写感觉较为细微的笔画，当小孩在追视、对焦或过中线困难时，训练闭眼写字，可以避免受到视觉的干扰。

运动觉的书写训练方式可能是一种耗时又困难的训练方式，但对小孩而言却可训练出最有效率的写字方式。对于一些视觉回馈部分能力较差的小孩，此种方式对他们的帮助更大。

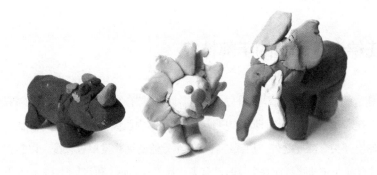

第十章

唐氏综合征儿童的
手功能训练

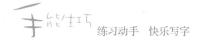

在训练唐氏综合征儿童的手部功能时，需特别注意儿童在先天手部解剖构造上的差异，由此操作物品有不同的方式。

一、唐氏综合征儿童的手部特征

唐氏综合征儿童的手部解剖构造与一般儿童不同，唐氏综合征成人的手指约比一般人短10%～30%。一般人的手在出生时即有27块骨头及18条掌内肌肉；然而唐氏综合征儿童在出生时只有23块骨头。除此之外，唐氏综合征儿童骨骼的钙化发展也较慢，以腕骨为例，尽管唐氏综合征儿童的腕骨在六个月时已有头状骨（capitate）和钩状骨（hamate）两块骨头，但这两块骨头仍然比其他同年龄儿童的小，而头状骨是稳定横向手弓的主要腕骨。要有好的抓握及操作能力，需要稳定的纵向手弓及横向手弓相互配合，唐氏综合征儿童手部骨骼构造的异常造成其手弓稳定度差，手功能落后，因此常使用代偿方式来抓握或操作物品，此外低肌肉张力也是造成其手弓稳定度不足的一个原因。

唐氏综合征儿童的手部骨头非常小、短而且钙化程度差，小指经常是往内弯曲，其主要原因为中间指节的骨头特别短小或甚至没有骨头，每个手指头的最后一个指节都很短小，大拇指也非常短，其位置有时可能在非常靠近手腕处。各关节的活动度过大或低肌肉张力亦为唐氏综合征儿童常见的情形，手部肌肉张力低使得唐氏综合征儿童在操作精细动作上持续度较低。

在手掌部分，唐氏综合征的病患大多为断掌，其右手的指纹也有与常人不同的特征，有些学者认为这种特异的掌纹和染色体异常有一定的相关性。

当成人的手指或一小物品放在婴儿的手掌时，婴儿会很快地握紧，这个动作是一个反射行为，称为手部抓握反射。手部抓握反射在婴儿期一个月开始至四个月发展最为明显，四个月之后再渐渐发展成有目的地抓握。

二、唐氏综合征儿童的手部抓握及操作

唐氏综合征婴儿伸手拿取物品的动作较慢且准确度差，在拿取物品时并不会使用视觉线索，根据物品的形状或大小来调整手的形状；拿取物品时也不会调整施力大小；对于表面不同材质的物品，并不会依据摩擦力的不同而调整力量，常为了将手中的物品拿好而用力过度，这种施力不当的现象并不是因为其肌力差或低肌肉张力，而是因为唐氏综合征儿童的感觉系统回馈缺失造成的动作控制能力差，造成感觉系统的回馈缺失的其中一个原因，可能是因为其皮肤感觉受器的接收及转换感觉信息较慢，唐氏综合征儿童的皮肤常随着年龄增加而变粗厚及干燥，干燥症、鱼鳞癣及皮肤角质化为常见的症状，这些特征更容易影响感觉刺激的接收。

尽管唐氏综合征儿童有感觉信息接收及回馈上的缺失，但在痛觉的部分则是完整的，因此不会有用力过度而使自己受伤的情况。而为了避免抓握太用力手指会疼痛，唐氏综合征儿童会尽量使用整个手掌抓握，增加接触面积分散施力，以替代使用手指或指尖等小面积的操作。这种策略常影响其手部灵巧度的发展，老师及家长亦会认为唐氏综合征儿童很懒惰，不愿意配合操作性活动。

唐氏综合征儿童在手部解剖构造上的差异及手功能发展较为迟缓，也会对其他日常生活造成影响。举例而言，唐氏综合征儿童可能因为肌肉持续力差而不愿意抓握奶瓶或汤匙自己进食；动作技巧的迟缓及避免手部的操作也会影响其人际互动，儿童无法通过操作玩具与同伴分享游戏的乐趣。

唐氏综合征儿童在做手功能训练前，应先调整其肌肉张力至适合操作活动的状态，在执行手眼协调的活动时可先从手掌抓握的活动开始，再渐渐地进入手指操作的活动，提供给儿童各种不同触觉经验的活动，例如提供不同材质、形状及重量的物品对游戏来说是很必要的；另外唐氏综合征儿童在指导者不断口语提醒下，操作活动的持续度较好，因此在执行训练活动时，除了示范动作之外给予口语的提示可增进儿童

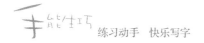

的学习；为了加强儿童手部的稳定及持续抓握物品，应多给予唐氏综合征儿童手臂及前臂翻转、手腕伸展及弯曲的活动。

总结来说，唐氏综合征儿童因为先天肌肉骨骼系统的缺失而使得手部动作发展较为缓慢。然而，长期的练习及本身生理的成熟可使唐氏综合征儿童的手部灵巧度及操作能力与一般儿童无明显差异，提升手功能及执行静态操作性活动除了手部动作能力加强之外，也需加强认知能力，手部功能和认知能力是息息相关的。

三、唐氏综合征儿童的手部功能评估

在训练唐氏综合征儿童的手部功能前，需先了解儿童整体的优势能力，除了评估儿童的手部肌力、手掌大小、精细动作能力与肌肉张力外，评估儿童的视力及颈部的稳定度也是相当重要的。以下将简单介绍为何唐氏综合征儿童在做手功能训练前需先完成这些评估。

1. 视力检查

视力的检查对于手眼协调的活动非常重要，视力检查是评估各种手功能测验的第一步。家长应先确定儿童的视力或矫正视力，尤其是唐氏综合征儿童常有眼科疾病，约有77%的唐氏综合征儿童有屈光异常，大多为近视，49%的唐氏综合征儿童有斜视，35%的儿童有先天性眼球震颤（眼球抽动），20%有泪腺阻塞的问题，这些眼科问题若未先处理，只着重于手部训练将会增加唐氏综合征儿童的挫折感。

2. 颈椎的稳定度差

另一个需考虑的是颈椎的稳定度，12%～20%的唐氏综合征儿童会有颈椎稳定度差的问题，但大多数并不会出现明显症状，颈椎问题需在X光片下才能诊断。X光片下，第一颈椎与第三颈椎之间的距离若小于0.5厘米，在执行激烈活动时，可能会造成有颈椎问题的儿童头颈椎错位。头颈椎不稳定的症状包括反射过强、踝部阵挛（ankle clonus）、肌肉无力、不正常的步态、颈部活动度受限或斜颈等，以上症状无论治疗师、老师或家长都需特别留意。若小孩出现颈椎不稳定的症状，需请医师评估是否需安排手术治疗。若儿童并未出现症状则不需要特别介入，但在执行翻筋斗或跳弹簧床时需特别小心。

3. 手部肌力

测量手部肌力可作为设计手功能训练项目的参考，了解儿童目前的抓握能力。根据张显洋（2002）对台湾青少年学生手握力及指捏力常模的建立的研究，以6～22岁为取样范围，受测者采用坐姿，手肘呈90度，上臂与胸部平贴，手腕呈0～30度之伸展，使用的仪器为美国Sammons Preston公司所生产的握力测定器及美国B&L公司所生产的指捏力测定器，各测量受测者三次左右手的握力与捏力。握力主要来测量前臂肌肉的力量，也就是握手时手掌部分施力，指捏力有三种不同的测量方式，第一种为拇指尖对食指尖的指尖捏力；第二种为指腹捏力，即拇指指腹对食指指腹的二指腹捏力或拇、食、中指指腹的三指腹捏力；第三种为拇指指腹对食指中节侧面的捏力或持钥匙捏力，张显洋认为写字的锻炼与捏力的关联性可能大于与握力的关联性。

4. 手部精细动作能力

手部精细动作能力的评估工作分为常模参照测验（Norm-Referenced Test）、效标参照测验（Criterion-Referenced Test），对于唐氏综合征儿童，建议采用效标参照测验较容易了解儿童从训练中获得哪些能力的提升，而非只是了解目前儿童能力落后的情形。国内常用的精细动作能力测验为毕堡德动作发展量表（Peabody Developmental Motor Scales）和布鲁氏动作能力测验（Bruininks-Oseretsky Test of Motor Proficiency），前者适用于发展年龄0～6岁，后者则为4～14岁。

5. 肌肉张力

肌肉张力低是造成唐氏综合征儿童动作发展迟缓的原因之一，75%～85%的唐氏综合征儿童有低肌肉张力的问题，全身软趴趴的，关节对被动拉扯没什么阻力，关节伸展角度过大。低肌肉张力除会造成儿童肌力与肌耐力较差之外，也会影响动作协调能力。

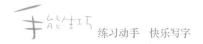

四、唐氏综合征儿童的手部训练注意事项

1.神经系统未成熟

唐氏综合征儿童因为中枢神经系统的发展不成熟，可能造成婴儿期的原始反射未能整合、平衡能力差、姿势控制差、肌肉张力低等，都可能影响儿童手部动作能力发展。若儿童的原始反射太强而影响手部操作，可通过职能治疗师提供正确的摆位姿势，以抑制原始反射并做手部训练活动。肌肉张力过低及姿势控制差的儿童则在手部训练前应先做提高其肌肉张力的前庭刺激活动，例如旋转式前庭活动，秋千、跳床、溜滑梯、滑板车。

除此之外，唐氏综合征儿童的皮肤较为干燥且粗厚，皮肤角质化为常见的情形，且儿童的皮肤感觉受器的接收及转换感觉信息较慢，因此触觉辨认的能力较弱。在儿童的手功能练习中，可从材质较易区分的工作开始，例如：在玩丢接小球时，先不要使用光滑的小球，可先利用纸团或表面较为粗糙的小球。在日常生活中提供各种触觉辨识活动，唐氏综合征儿童可渐渐发展出触觉区辨能力，当儿童的感觉区辨能力改善，在拿取物品时，就能根据物品的形状、大小、材质来调整自己手部的抓握力气大小及抓握姿势。

2.手部结构异常

（1）大拇指对掌能力困难

唐氏综合征儿童的大拇指较短且其根部较靠近手腕，因此在使用大拇指做对掌动作时可能会有困难，因此在婴儿时大拇指及食指指腹对捏拿起小物品的动作发展较慢，可给予葡萄干或儿童小馒头饼干做练习，协助提升拇指对掌能力。

（2）手弓稳定度不足

因手部结构问题，唐氏综合征儿童的手弓稳定度不足，使得儿童在抓握物品时无法根据物品的形状大小来调整手抓握时的形状大小。因此，可使用一组大小形状不同的物品，渐进式地指导儿童应如何抓握不同形状大小的物品；当儿童握住该物品时，轻压物品在儿童的手掌上，使儿童感觉物品的形状大小及如何握好物品。

（3）手指的运用不足

因感觉系统及手部结构的问题，唐氏综合征儿童较容易以整个手掌去推或抓握物体，在训练唐氏综合征儿童利用手指来抓握物品时，尽量避免把物品放于桌上让儿童自行取用，大人直接将物品拿给儿童，较易使唐氏综合征儿童利用手指使用物品。此外，给儿童吃点心或小饼干时，戴上特制手套，亦可促进儿童大拇指、食指及中指的使用及抓握能力。

特制手套：将一般手套前二指或前三指剪短，无名指及小指缝一起，无名指及小指可弯曲在掌内。

在训练唐氏综合征儿童手部功能时，需多次提醒、鼓励及指导，使儿童能参与手部操作的活动。唐氏综合征儿童发展某一个动作技巧需要一般儿童约两倍的练习时间。此外，唐氏综合征儿童常需经过示范操作及多次反复练习才能真正地使用此技巧。

资料来源：张显洋（2002）.台湾青少年学生手握力及指捏力常模的建立与研究，慈济医学，14（4），p.241-252。

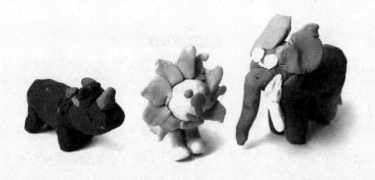

附录

特殊教育教案

（合并增进手功能的活动）

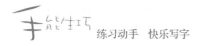
知动训练："我会用剪刀"（一）

活动1 做纸蛇

教学时间 40分钟

设计者 陈启文、陈香吟

活动目标

1. 能灵活使用剪刀剪各种不同厚度的纸张。
2. 能使用剪刀沿着曲线剪。
3. 能使用剪刀沿着曲线剪出螺旋形。

材料 彩色厚纸板、剪刀、胶水或胶带台（含胶带）。

教学活动

1. 先将彩色厚纸板画上曲线及螺旋（宽度依照儿童的剪刀使用能力增减）。
2. 请儿童用剪刀，沿着曲线剪纸条。
3. 再用剪刀剪成螺旋形。

4. 螺旋形可以在中心点穿洞，穿上绳子绑在筷子上，放于蜡烛上则螺旋形纸条会动。

训练部位及理念

1. 儿童之小肌肉发展及操作能力需为4~5岁以上且可使用剪刀剪较软及薄的纸张。
2. 剪刀的使用可训练儿童虎口及手弓的稳定度，训练正确的剪刀使用方式更可促进手掌桡侧及尺侧功能区分，建立手掌尺侧的稳定度可增进桡侧手指操作效率（例如：写字能力）。
3. 用剪刀剪螺旋形可加强儿童上肢两侧协调及整合能力。
4. 持剪刀的手指摆位：指导儿童将第一、三指的第一指节近指尖处套入剪刀的两个柄口，食指扶在剪刀交叉轴以支撑剪刀，可用色笔画在儿童的手指上，提示其摆位处。

知动训练："我会用剪刀"（二）

活动2　做灯笼

教学时间　40分钟

设计者　陈启文、陈香吟

长程目标　能灵活使用剪刀。

活动目标

1. 能剪各种不同厚度的纸张。

2. 能使用剪刀沿着直线剪而不剪断。

3. 能将剪好的纸卷成灯笼形状。

4. 能将纸条粘贴在灯笼的上面。

材料　色纸、剪刀、胶水或胶带台（含胶带）。

儿童能力：小肌肉及认知发展三岁以上可使用剪刀剪直线，其余步骤需依儿童能力调整给予提示。

教学活动

1. 先将色纸（最好是选淡色系）对折（里面是白色），从折痕开始画上直线（宽度依照儿童的剪刀使用能力增减）。

2. 请儿童用剪刀，沿着直线剪到虚线止（图1步骤一）。

3. 将剪好的色纸张开，贴成如右图的样示（图1步骤二）。

4. 再用纸条粘贴在灯笼的一端（图1步

骤三）。

训练部位及理念

1. 剪刀的使用可训练儿童虎口及手弓的稳定度，训练正确的剪刀使用方式更可促进手掌桡侧及尺侧功能区分，建立手掌尺侧的稳定度可增进桡侧手指操作效率（例如：写字能力）。

2. 不同线条的命名：直线、曲线。

3. 数量的述说练习：一个灯笼、两个灯笼。

4. 述说练习：我在做灯笼，我的灯笼是红色的……

5. 歌谣：元宵节提灯笼，大街小巷走一走，左看看，右看看，灯笼，灯笼，红灯笼。

6. 故事或绘本的运用：元宵节的相关故事（或延伸故事：萤火虫）。

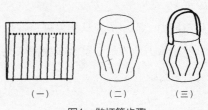

（一）　　　（二）　　　（三）

图1　做灯笼步骤

知动训练："我会用剪刀"（三）

活动3　做纸链

教学时间　80分钟

设计者　陈启文、陈香吟

长程目标

1. 灵活使用剪刀。

2. 数数。

3. 认识颜色。

4. 做纸链。

活动目标

1. 能剪各种不同厚度的纸张。

2. 能使用剪刀沿着直线剪。

3. 说出颜色名称。

4. 能将纸条卷成圆圈。

5. 能将纸条穿过圆圈，串接成为纸链。

6. 能数出自己做的纸链个数。

7. 能比较出纸链的长短。

8. 能用纸链布置教室。

材料　色纸、剪刀、胶水或胶带台（含胶带）。

儿童能力　小肌肉及认知发展三岁以上可使用剪刀剪直线，其余步骤需依儿童能力调整给予提示。

教学活动

1. 先将色纸画上直线（宽度依照儿童的剪刀使用能力增减）。

2. 请儿童用剪刀，沿着直线剪成一条条纸条。

3. 先将一张纸条卷成圆圈，用胶水或胶带贴住。

4. 再将另一张纸条穿过圆圈，再卷成圆圈贴起来（图1）。

5. 依此方法继续制作，串接长度视时间长短而定。

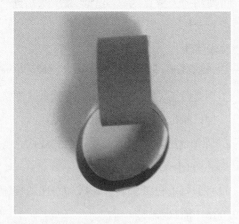

图1　纸条串接圆形长串

知动训练："我会用剪刀"（三）

活动3 做纸链（续）

训练部位及理念

1. 可加入顺序及颜色教学，例如：先粘三个黄色再粘两个红色或一个蓝色一个红色一个绿色等。

2. 粘贴部分也可改用订书机，订书机的按压需注意拇指关节的摆位（虎口呈圆形）。

3. 增加儿童使用手指肌力，虎口开合及稳定以利于日后其他工具及小物品操作使用。

4. 剪刀的使用可训练儿童虎口及手弓之稳定度，训练正确的剪刀使用方式更可促进手掌桡侧及尺侧功能区分，建立手掌尺侧的稳定度可增进桡侧手指操作效率（例如写字能力）。

5. 相关位置的活动：红色的圈圈前面是黄色。红色的圈圈前面有黄色、绿色的圈圈。

6. 数量的练习：一个红色的圈圈。

7. 述说的练习：我刚刚先把红色的圈圈粘好，然后……

知动训练：拉橡皮筋

活动4 拉橡皮筋

教学时间　40分钟

设计者　陈启文、陈香吟

长程目标

1. 能使用两手的大拇指和食指拉开橡皮筋。

2. 能将橡皮筋套在钉板上。

3. 比长短。

活动目标

1. 能用大拇指和食指将橡皮筋拉开。

2. 能将拉开的橡皮筋套在两根钉子上。

3. 能将橡皮筋越套越长。

4. 能用橡皮筋套出各种图形。

材料　橡皮筋、钉板。

儿童能力　拇指及食指对掌能力。

教学活动

1. 将钉板平放在桌子上。

2. 拿出直径约2厘米～4厘米的橡皮筋，用食指和大拇指拉开，尽量用力。

3. 先套三根钉子，再套四根钉子，越来越长。

4. 利用橡皮筋套出长方形、三角形等。

5. 比较长短。

训练部位及理念

1. 大拇指及食指的虎口稳定度。

2. 两侧手部协调能力。

3. 空间概念。

4. 手眼协调能力。

5. 利用数条橡皮筋在钉板上设计图形。

知动训练：对折纸张将粉末倒入瓶内

活动5　重量

教学时间　40分钟

设计者　陈启文、陈香吟

长程目标

1. 对折纸张将粉末倒入瓶内。

2. 重量的直接比较。

活动目标

1. 能对折纸张将粉末倒入瓶内。

2. 利用拿或举物感觉物体重量。

3. 观察天平倾斜情形对应物体轻重关系。

4. 在天平上直接比较重量。

材料　纸张数张、各式瓶子（养乐多、宝特瓶等）、天平、沙子、橡皮圈数条（封瓶口用以免沙子流出来）。

儿童能力　对折纸。

教学活动

1. 指导儿童将纸对折后，用来盛沙子，纸张对折处对准瓶口，小心将沙子倒入瓶中，直到老师规定的高度停止，老师协助将瓶口封住。

2. 将各自装沙的瓶子贴上名字（辨识用）。

3. 大家轮流拿或举物感觉物体重量，建立物体重量概念。

4. 用手比较出谁的重、谁的轻。

5. 将各自装沙的瓶子放在天平上，观察天平倾斜情形对应物体轻重关系。

6. 在天平上直接比较重量。

7. 活动可视时间许可，让儿童多装几瓶沙子，两两比较重量。

训练部位及理念

1. 可配合磅秤请儿童依指定重量装沙。

2. 将装沙的瓶子放入透明水族箱中，建立"浮沉"概念。

3. 折纸时，需注意拇指按压的动作，促进拇指关节稳定度及拇指肌力。

4. 利用五个手指撑开橡皮筋，可促进手弓发展及将橡皮筋套至瓶口。

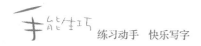
知动训练：造型打洞器

活动6 数数看有几只

教学时间 40分钟

设计者 陈启文、陈香吟

长程目标

1. 会用造型打洞器打出不同形状图案并正确贴在情境图（例如下页的4幅图）中。

2. 描述情境图。

活动目标

1. 会用造型打洞器打出不同形状图案。

2. 能将图案贴于情境图中，点数出贴了几只（朵……）鹅……

3. 能描述情境图内容。

材料 各种不同造型打洞器、不同颜色的纸条、胶水、情境图、装图案的盒子（布丁杯即可）。

儿童能力

1. 能单手或双手使用拇指和食指捏住打洞器。

2. 会数数。

教学活动

1. 指导儿童用拇指和食指捏住打洞器按压出图案，将图案放入布丁杯。

2. 将图案涂上胶水，贴于情境图中。

3. 贴完后请儿童交换贴完的图，点数出各式图案有几个（可以做成统计表）。

4. 请儿童说出在什么地方有几只什么颜色的动物，如在草原上有10只灰色的大象，或换句话说，有10只灰色的大象在草原上。

训练部位及理念

1. 可依现有的造型打洞器图案设计情境图。

2. 依老师的指令粘贴图形于情境图上：草原上有6只灰色的大象，草地上有3朵花等，图形与数量结合。

3. 两两讨论分享比对情境图中相同与不同的地方。例：我的草地上有6只大象，他的有2只。

4. 两两情境图比较同类图案数量谁多谁少。例如：我的花比他多。

5. 情境图张贴于黑板训练视觉区辨或追视点数。

6. 促进手指肌力及关节稳定度，需注意

知动训练：造型打洞器

活动6 数数看有几只（续）

拇指的摆位在虎口呈圆形的姿势才按

压打洞器。

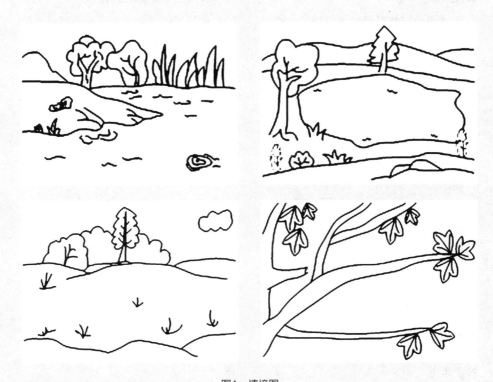

图1　情境图

知动训练：跳稻草人

活动7 跳稻草人

教学时间 40分钟

设计者 陈启文、陈香吟

长程目标

1. 能使用单脚和双脚交换轮流替换跳过稻草人。

2. 单脚站立时能够维持平衡。

活动目标

1. 能单脚抬起稳定站立。

2. 能用单脚跳向前跃。

3. 能使用单脚和双脚轮流替换，向前跳跃。

4. 能正确地将脚跳进格子里面。

材料 彩色宽面胶带，地板、稻草人。

儿童能力

1. 单脚站立及跳跃的能力，五岁以上。

2. 动态平衡：单脚站立，捡取物品及单双脚变化跳跃维持平衡。

3. 轮流、等待、鼓掌赞美。

教学活动

1. 将宽面胶带粘贴出地上已经预画的稻草人形状。

2. 按照图解由左至右方式进行跳跃的动作（图1）。

训练部位及理念

1. 单脚站立平衡及跳跃能力。

2. 动作计划能力：单双脚变换及放置障碍物时不同方位跳法。

3. 建立顺序及空间概念。

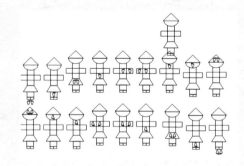

图1 跳稻草人图解

知动训练：挂或贴物品于墙上

活动8 认识平面图形

教学时间 40分钟

设计者 陈启文、陈香吟

长程目标

1. 认识长方形、正方形、圆形、三角形。

2. 认识红色、黄色、蓝色、绿色。

3. 通过叠合，把图形粘贴在指定位置。

活动目标

1. 能用"长方形""正方形""圆形""三角形"术语辨认图形。

2. 能拿对老师指定颜色的图形。

3. 通过叠合，把图形粘贴在指定位置。

材料 根据情境图事先剪裁各式大小不同颜色的图形、挂图一张、胶水、"长方形""正方形""圆形""三角形"字卡。

儿童能力

1. 能分辨各种平面图形。

2. 会使用胶水。

教学活动

1. 利用图形字卡进行图形分类。

2. 进行颜色分类。

3. 请孩子找出"红色的正方形"，或一次给两个指令："红色的正方形和绿色的三角形"等。多练习几次。

4. 贴机器人：请孩子拿取老师指定的颜色图形，走到黑板挂图处寻找跟指定图形一样的图形位置，涂上胶水贴上即可（图1）。轮流完成，直到贴完为止。

训练部位及理念

通过叠合，认识全等各种图形。

1. 图形拼贴画：用各种大小、颜色的形状，发挥孩子的想象力，拼贴成一幅画，如花、船、飞机、房子等。

2. 叠合、粘贴时，可促进手眼协调功能、指尖取物及轻巧拿取物品的能力。

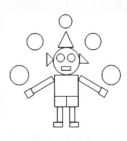

图1 贴机器人

知动训练：双手合并摇骰子

活动9 步步高升

教学时间 40分钟

设计者 陈启文、陈香吟

长程目标

1. 会用双手摇动骰子发出声音。

2. 能正确地玩跳格子游戏。

活动目标

1. 能双手合掌（掌心中空）把骰子置于手掌中，前后摇出声音。

2. 能点数出骰子的点数。

3. 能根据骰子的点数和，跳到正确的位置。

材料、教具和媒体 跳格子游戏图形适配器、骰子两个，不同颜色跳棋的棋子（或可以自己制作），掷骰子的盒子（骰子掷出会乱跳，避免常常找骰子）。

儿童能力

1. 能使用前三指将棋子拿起。

2. 会数数。

教学活动

1. 将购买或画好的跳格子图（图1）放置于桌子或地板上。

2. 每个人选好自己的棋子，放于起点上，猜拳决定先后顺序。

3. 每个人须将两颗骰子放置于两手合并（中空）的手掌中，前后摇动发出声音，再把骰子掷于盒子中，数出自己的点数。

4. 用手指将棋子拿起，跳到掷出点数的位置。

5. 谁先到达终点就是胜利者。

6. 一节课中可以重复玩，或者换不同的底图（预先已画好的图）。

进阶玩法

1. 可以请儿童说出名称，或拼音，或写出拼音、文字，写对的可以再前进几格，玩法可以自定义。

2. 也可以配合童谣打节奏，结合律动，或把骰子换成铃铛、弹珠等会发出声音的物品。

3. 可以玩听听看、猜一猜，别人手掌中发出声音的，是什么物品。

知动训练：双手合并摇骰子

活动9　步步高升（续）

训练部位及理念

1. 摇骰子时手掌呈十字交叉摇时，可促进手弓稳定。

2. 促进掌内操作的游戏方式：每人依照自己骰子的点数，取同量的跳棋，用手掌内操作的移位法取入掌心握住，再一个一个放置于要前进的格子内（即一个图放一个跳棋），需提醒儿童只能用一只手操作，另一手置于大腿。

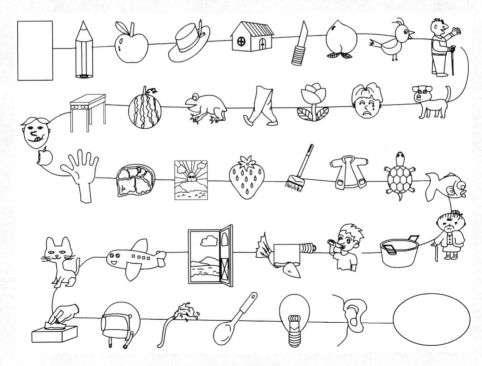

图1　步步高升

知动训练：弹珠台

活动 ⑩ 弹珠台

教学时间 40分钟

设计者 陈启文、陈香吟

长程目标

1. 熟练手腕的运用。

2. 个位数加法及累加。

活动目标

1. 能用长条形板子将弹珠拨出。

2. 能将弹珠落点位置的分数加总。

材料 弹珠台（铁的饼干盒）、弹珠、长条形板子、计分纸。

儿童能力

1. 能用指尖捏住物品不会滑落。

2. 能辨认1~10数字。

教学活动

1. 准备若干个弹珠，放于弹珠台的发射区（图1）。

2. 拿长条形板子（直尺）挑选一颗弹珠，往前拨出。

3. 将所有弹珠拨完，把弹珠位置上的分数加总，记录在纸上。

4. 几轮后，看谁的分数较多则获胜（若分数多加总不易,可以提供计算器）。

进阶玩法

1. 拨出弹珠的落点，用薄纸片写上分数（自己决定），也可以放置想要儿童学习的图片、字卡等。

2. 平台上可以用双面胶带粘贴玩偶（如皮卡丘），当作障碍物，增加乐趣。

3. 弹珠台可用（铁）饼干盒，到五金行买宽的压条裁成固定长度，用热熔胶粘贴上去，第一格放弹珠的地方，宽度可以根据弹珠的大小决定，隔板可以较长些。

训练部位及理念

1. 指导儿童将手肘靠在桌面，使用手腕的动作，以促进手腕上翘、前臂稳定及指尖抓握的手功能。

2. 数量概念的建立。

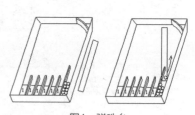

图1 弹珠台

知动训练：钓鱼乐

活动 11 钓鱼乐

教学时间 40分钟

设计者 陈启文、陈香吟

长程目标

1. 能正确地使用钓竿钓起物品，并且说出名称。

2. 能正确地分类并且算出得分。

活动目标

1. 能稳定地拿钓竿对准目标物。

2. 能用缓慢的速度拉起要钓的物品。

3. 能说出自己钓上来物品的名称。

4. 能将自己所钓的物品分类。

5. 能算出自己所得的分数。

材料 被钓的物品（可以是鱼类、动物、日用品等图片）过塑，磁性钓竿，计分板，装物品的容器（纸盒、教具盒、脸盆）。钓鱼物品制作见图1。

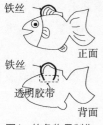

铁丝

正面

铁丝

透明胶带

背面

图1 钓鱼物品制作

儿童能力

1. 能认读物品的名称。

2. 能用手握住钓竿。

3. 会点数1~30。

教学活动

1. 在走廊或教室用胶带粘贴出一个方形的范围，另一端用胶带粘贴一条起跑线。

2. 将钓鱼游戏的物品散放在方形的范围中，每组发给一根钓竿，一个容器。

3. 开始后每组轮流拿着钓竿前往方形的范围中，将物品钓起来，回到起跑线后交给下一位继续，直到将所有的物品都钓完便结束一次活动。

4. 钓完后，各组将物品分类。

5. 点数自己钓上来的物品，并说出名称。

6. 也可以做一张统计图，让儿童进行统计的学习。

7. 活动可视时间许可，玩2~3次，再算出各组总得分，给予奖励。

训练部位及理念

1. 可将儿童学习内容写在纸上用胶水粘贴在鱼的正面，例如注音符号、数字、词语等。

2. 活动中可以指定儿童钓指定的物品。

3. 持钓竿可促进肩部稳定。

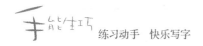

知动训练：飞盘

活动 12　比比看谁丢最远

教学时间　40分钟

设计者　陈启文、陈香吟

长程目标

1. 熟练手腕的运用。

2. 能用绳子量出长度，比较距离的长短。

活动目标

1. 能运用手腕将飞盘正确丢出。

2. 能用绳子量出距离，在绳子上做记号。

3. 将绳子缠绕在瓶子上不会松掉。

材料　飞盘、有色胶带、记录纸、卷标纸、宝特瓶、尼龙绳（绳子的一端固定在养乐多瓶上）事先制作若干个称为"线轴"。

教学活动

1. 在地上画一条起始线，儿童站在起始线，教导学生如何握住飞盘，将飞盘丢出。

2. 将原本缠绕在宝特瓶上的绳子拉出，从起始线量到飞盘的落点，用有色的胶带做上标记，收绳子时用缠绕的方式把绳子收回宝特瓶。贴上标签纸写上名字。

3. 游戏进行至每位儿童都有自己的"线轴"。

4. 老师协助将每位儿童的线轴固定于起点，请儿童各自向后拉自己的线轴直到标记处，老师喊××停，该生将停住。

5. 比较儿童站的位置，距离起点的远近，比较出谁丢的最远。

6. 比较长度后，儿童各自拿起线轴用缠绕的方式把绳子收好。

7. 用皮尺或长尺量出绳子的长度，并请儿童记录在纸上，比赛几次后，看谁赢的次数多，或将距离加总，训练儿童数学加法。

训练部位及理念

1. 掷飞盘训练活动可改为以丢掷飞盘的方式发射扑克牌或游戏王卡，计算掷中目标物或掷入筒中的数量，提高练习意愿。

2. 掷出飞盘的动作可促进手腕上翘以及肩、肘的肌力。

知动训练：舀弹珠竞走

活动 13 舀弹珠竞走

教学时间 40分钟

设计者 陈启文、陈香吟

长程目标

1. 遵守游戏规则，尊重别人，胜不骄、败不馁。

2. 促进肩、肘、手腕及手指稳定性。

活动目标

1. 能熟记游戏规则，遵守游戏规则。

2. 能使用汤匙在盘子里舀起弹珠。

3. 能保持弹珠在汤匙中走一段距离。

4. 能说出杯中弹珠数量。

5. 能比较出谁的弹珠多。

材料 汤匙、弹珠、杯子(装弹珠容器)。

儿童能力

1. 儿童可拿汤匙或使用小叉子自行吃饭或水果。

2. 数数1~10。

教学活动

1. 准备两盘弹珠，放置于教室的A端，B端放置杯子（图1）。

2. 两人各拿汤匙在自己的盘子旁准备，喊"开始"后，单手用汤匙将弹珠舀

起，走到B端将弹珠放

图1 舀弹珠竞走图解

进杯中，中间若有掉落，捡起继续。

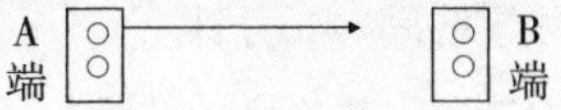

3. 时间到，数出有多少个弹珠，看谁的弹珠较多为胜方。

训练部位及理念

1. 可将游戏规则改为：谁先把弹珠运送完，是为胜方。

2. 可将B端的杯子改为养乐多瓶子，一手拿瓶子一手将汤匙中的弹珠倒进去。

3. 可依儿童肩、肘、腕之稳定度改变汤匙的大小及舀起物品的稳定性，肩、肘、腕稳定度稍差的儿童可从大汤匙及方形积木开始练习，再渐渐使用小汤匙及弹珠等物品。

4. 使用小布丁汤匙舀起弹珠，可促进手指三点抓握汤匙及手腕上旋的功能。

5. 分类概念：将弹珠改为红豆和花生混合放于A端，儿童舀一汤匙走到B端进行分类，例如将花生挑出放在盘子，红豆倒进瓶中。同时训练手指。

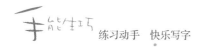

知动训练：拇指和食指运用

活动 14　手指足球

教学时间　40分钟

设计者　陈启文、陈香吟

长程目标

1. 能用食指弹出物品准确地射中球门。

2. 会统计自己的得分。

3. 能画出统计图表。

活动目标

1. 能用食指与拇指做出圆形，做弹出食指动作。

2. 能用上述的动作，将花片弹出。

3. 能使弹出的花片射中球门。

4. 会用画记号的方法记录自己的得分，并加总。

材料　足球场、花片、统计图、笔。

足球场制作方法（图1）

1. 到文具店买一块PP瓦楞板，画一条中线，在中线的中间画一个圆。

2. 用卡纸画一个足球门（大小的比例可以视情况自定，但必须可以容纳手的大小），足球门的脚（左右门框）须较宽，将脚的底部，切成两等份，再折成一前一后，用胶带粘贴于球场上。

3. 可用花片当作足球来弹。

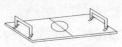

图1　足球场制作图

儿童能力

1. 会数数。

2. 能做出弹食指的动作。

教学活动

1. 先练习拇指与食指的弹指动作。

2. 发给儿童每人一个花片，看谁能将花片弹出，而且弹得远。

3. 儿童弹花片的动作熟练了，拿出足球场，两人各趴在球门后，发给10~20个花片（两人颜色不同），把花片放置球门中间，弹射到对方球门，不管射中或没有射中，都在自己的统计图中画上记号。

4. 全部射完后，计算出自己射中的几个，没射中的几个。

5. 若有剩余的时间，可以重复玩。

训练部位及理念

1. 手指个别活动。

2. 手部虎口的稳定。

3. 在日常生活中亦可利用保特瓶瓶盖作为射击工具。

知动训练：封口袋封装物品

活动 15　分装同乐会礼物

教学时间　40分钟

设计者　陈启文、陈香吟

长程目标

1. 能一对一地点数出10以内的数量。

2. 能将夹链袋封口。

活动目标

1. 能经由数数活动建立数量概念。

2. 能将糖果按种类分类,并点数出数量。

3. 能依老师指令分装糖果。

4. 能将夹链袋封口。

材料　夹链袋10厘米×15厘米数个、若干种类（牛奶糖、情人糖、巧克力、水果软糖）糖果数量若干、大盘子1个、小盘子4个、1～10数字卡。

儿童能力

1. 能从1唱数到10。

2. 手指个别动作。

教学活动

1. 情境：圣诞节快到了，班上将举办圣诞节同乐会，每位儿童都可以得到3包甜蜜的糖果礼物，可以与家人和好朋友一起分享。现在利用上课时间来包装礼物。

2. 事先混合三四种各10颗以内的糖果放在盘里，每人一盘，再给4个小盘子。

3. 请儿童将糖果按种类分类，放在小盘中并点数出数量，拿取正确的数字卡摆在旁边。

4. 依照老师的指令：将2颗牛奶糖、1颗情人糖、3颗巧克力、2颗水果软糖放进夹链袋中封好，就完成了一份甜蜜的礼物。

5. 老师亦可更改指令让每一份礼物都不一样。

6. 儿童依照指令完成3～4份。

训练部位及理念

1. 游戏名称：分装礼物袋。

老师说"礼物橡皮擦一块"，儿童将一块橡皮擦放入夹链袋，用拇指、食指夹住封口袋，用力捏压，封好礼物，交给老师，物品数量正确得一分。

2. 可使用拇指—食指，拇指—中指，拇指—无名指，拇指—小指轮流将封口袋拉链拉起，训练手弓及虎口的稳定。

知动训练：拇指和食指运用

活动 ⑯ 神射手

教学时间 40分钟

设计者 陈启文、陈香吟

长程目标

1. 能将橡皮筋固定在橡皮筋弹射器上。

2. 会正确念出拼音符号。

活动目标

1. 能用拇指与食指将晾衣夹打开，用另一只手拿橡皮筋套入晾衣夹中。

2. 能用食指与拇指握住底座，将橡皮筋拉长套上前端的钩子。

3. 会念出自己射中的拼音符号。

材料 橡皮筋发射器、橡皮筋、拼音符号站立牌（大小视儿童的能力决定）。

橡皮筋发射器制作方法（图1）

1. 到五金行买宽的压条（橘色），用锯子或是美工刀截取一段（约21厘米）。

2. 将晾衣夹放于一端平面上，用橡皮筋把晾衣夹前后捆绑。

3. 另一端用铁丝折成U字形，再折成如透视图，底部的铁丝用胶带捆绑缠绕固定。

4. 使用时，先把橡皮筋用晾衣夹夹住，拉长橡皮筋，套住另一端（前面）的铁丝（U形头）。

5. 发射时，只要压晾衣夹，松开橡皮筋，就可以发射。

6. 目标物，可以视儿童学习需求，自己制作。

儿童能力 会念拼音符号。

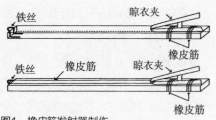

图1 橡皮筋发射器制作

知动训练：拇指和食指运用

活动 16 神射手（续）

教学活动

1. 让儿童先练习把橡皮筋套在发射器上。

2. 把拼音符号站立牌，放置于地上（最好是靠墙，或是拿一块板子、布挡着，便于收集橡皮筋）。

3. 每位儿童发给一个橡皮筋发射器及10条橡皮筋，每人发射10次，将射中的立牌拿回，并念出上面的拼音符号，就可以得分。

4. 几轮后看谁的得分较多就是胜方，或是把得分转换成奖励分数。

训练部位及理念

1. 手眼协调能力。

2. 拇指个别活动。

知动训练：墙上投钱币

活动 17 识钱币

教学时间　40分钟

设计者　陈启文、陈香吟

长程目标

1. 钱的用途。

2. 能辨认各种面值的钱币。

3. 能将钱币投入墙上的存钱筒。

活动目标

1. 能说出钱的用途。

2. 能仔细观察钱币说出各种钱币的特征。

3. 能说出各种钱币的面值。

4. 能依指令将钱币投入墙上的存钱筒。

材料　钱币、纸盒、彩笔等。

知动训练：墙上投钱币

活动 17 识钱币（续）

存钱筒制作方法

1. 找一个长方形饼干盒子（纸），用海报纸包装起来，留一边开口不要封口。

2. 在纸上用彩色笔画出各种不同方向的线条，线条的长短要比1元硬币的直径长一些（图1）。

3. 用美工刀把画上的线条一一切开。

4. 纸盒的背面，用软性磁铁贴上（图2）。

5. 练习时把存钱筒吸附在黑板上，高度要比儿童的高度还高。

儿童能力

1. 100以内的数量概念。

2. 认识颜色。

3. 各个手指独立的动作。

教学活动

1. 讨论钱有什么用途。

2. 发下1角、5角、1元的钱币讨论这些钱币有什么特点。

3. 怎么看出这个钱币表示多少钱。

4. 请儿童依照指令将钱币投入存钱筒中。例如将1元投入红色的孔中，将5角投入蓝色的孔中等。

训练部位及理念

1. 延伸活动：老师出示标示价钱的广告单（10元以内），请儿童拿出正确的金额，拿对者可将钱币投入存钱筒中当奖励。

2. 掌内操作技巧训练。

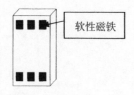

图1 在纸上用彩色笔画出各种不同方向的线条　　图2 纸盒的背面，用软性磁铁贴上

相关资源

一、促进儿童手掌肌肉发展之日常用品

玩具项目	
1. 晾衣夹	9. 三角笔
2. 茶叶夹、镊子	10. 大蜡笔
3. 塑料刀	11. 握笔器
4. 眼药水瓶（滴管）	12. 叉子、汤匙
5. 大头钉	13. 压饼干模型
6. 喷水器	14. 压大蒜用具
7. 纽扣（钱币）	15. 压水饺模型
8. 振动笔	16. 压月饼模型

二、促进精细动作发展的现成玩具

◎促进肩胛控制及稳定的玩具

玩具项目	
1. 对拉球	2. 磁铁钓鱼

◎促进手肘控制的玩具

玩具项目	
1. 打击乐器组（鼓、木琴）	4. 黏土，双手在桌面搓长条
2. 敲打玩具组	5. 打击悬吊的羽毛球或气球
3. 搅拌面粉团	6. 磁铁玩具组

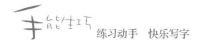

练习动手　快乐写字

◎促进手弓发展的玩具

玩具项目	
1. 骰子游戏	3. Don't break the ice（一种桌面玩具）
2. 接沙包	4. 骨牌游戏

◎促进手掌两侧分化的玩具

玩具项目	
1. 抓跳蚤游戏（bed bugs）	3. 叠高积木
2. Don't break the ice	

◎指尖抓握/手掌两侧分化

玩具项目	
1. Battle ship（战舰）	6. Roll tongue lizard（卷舌蜥蜴）
2. Chinese checkers（围棋）	7. Travel perfection（旅行版玩具）
3. Connect four（四子棋）	8. Wikki Stik（蜡条）
4. Master Mind（猜颜色的棋）	9. 穿珠
5. Pick up sticks（挑竹签）	

◎手指/拇指个别动作

玩具项目	
1. Digiflex（手指握力器）	5. Tricky fingers（手指棋）
2. Finger puppets（手指玩偶）	6. Thumb punches（拇指拳击）
3. Frog jump（青蛙跳）	7. Thumb water game（一种依靠拇指按压出水类似于水枪的玩具）
4. Make finger shadow puppets（手影玩偶）	

◎促进三点抓握及虎口打开的玩具

玩具项目	
1. Rolling stamps	3. Pick up sticks
2. Kerplunk（扑通游戏，抽出支撑棒但尽量不让弹珠掉下去）	

◎促进掌内操作技巧（旋转）的玩具

玩具项目	
1.Magna doodle（磁铁画板）	3.Topple（类似于不倒翁的玩具）
2.Light bright（发光玩具）	

◎促进掌内操作技巧（移位）的玩具

玩具项目	
1.Chinese checkers（跳棋、围棋、象棋）	4.Light bright
2.Connect four	5.Master mind
3.Kerplunk	6.穿珠

◎促进触觉及运动觉的玩具

玩具项目	
1.Choo choo Charlie（循环火车）	3.Magnetic fishing game（磁铁钓鱼）
2.Magnetic Dozer（磁铁推土机）	4.Trackit（轨道玩具）

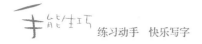
练习动手 快乐写字

<hr/>

参考文献

[1] Amundson, S. J., & Weil, M. (2001). Prewriting and handwriting skills. In L. Casesmith, A. S. Allen, & P. N. Pratt (Eds.), Occupational therapy for children (4th ed., pp.545-567). St. Louis, MO: Mosby.

[2] Beery, K. E. (1989). The developmental test of visual motor integration (3rd ed.). Cleveland, OH: Modern Curriculum.

[3] Benbow, M. (1992). Handwriting in the classroom: improving written communication.In C. Royeen (Ed.),Classroom applications for school-based practice: AOTA self-study series. Bethesda, MD: American Occupational Therapy Association.

[4] Benbow, M. (1995). Neurokinesthetic approach to hand function and handwriting. Albuquerque, NM: Clinician's view.

[5] Benbow, M. (1995). Principle and practices of teaching handwriting. In A. Henderson, & C. Pehoski (Eds.), Hand function in the child: foundations for remediation. St. Louis, MO: Mosby-Yearbook, Inc.

[6] Berry, J. (1999). Fine motor skills in the classroom: the give yourself a hand program. Framingham, MA: Therapro, Inc.

[7] Blanche, E. (1995). Combining neuro-development treatment and sensory integration principles. Tucson, AZ: Therapy Skill Builders.

[8] Bridgeman, M. P. (2002). The fine motor olympic manual. Framingham, MA:Therapo.

[9] Bunnell, S. (1970). Surgery of the hand. Philadelphia: J. B. Lippincott.

[10] Connoly, K. J. (1973). Factors influencing the learning of manual skills in children.London: Academic press.

[11] Exner, C. (1995). Remediation of hand skill problems in children. In A. Henderson & C. Pehoski (Eds.), Hand function in the children: foundations for remediation (pp.197-222). St. Louis, MO: Mosby.

[12] Fitts, P. M. (1964). Preceptual motor skill learning. In A. W. Melten (Ed.), Categories of human learning. New York: Academic press.

[13] Folio, R. M. (1983). Peabody developmental motor scale. Chicago: Riverside Publishing.

[14] Humphry, R., Jewell, K., & Rowenberger, R. C. (1995). Development of in-hand manipulation and relationship with activities. American Journal of Occupational Therapy, 49, 763-771.

[15] Lamme, L. L. (1979). Handwriting in early childhood curricula. Young Children, 35,20-27

[16] Lydic, J. S., Windsor, M. M., Short, M. A., & Ellis, T. A. (1985). Effects of controlled rotary vestibular stimulation on the motor performance of infant with Down syndrome. Physical and Occupational Therapy in Pediatrics, 5, 93-118.

[17] McHale, K., & Cermak, S. A. (1992). Fine motor activities in elementary school: preliminary findings and provisional implications for children with fine motor problems. American Journal of Occupational Therapy, 46, 898-926.

[18] Miyashita, M., & Saida, Y. (1979). Development of fine motor skill in children manipulation of a pencil in young children aged 2 to 6 years old. Journal of Human Movement Studies, 5, 104-113.

[19] Mutti, M. C., Sterling, H. M., Martin, N. A., & Spalding, N. V. (1998). Quick neurological screening test. Novato, CA: Academic Therapy publications.

[20] Pehoski, C., Henderson, A., & Tickle-Degnen, L. (1997a). In-hand manipulation in young children: rotation of a object in the fingers. American Journal of Occupational Therapy, 51, 544-552.

[21] Reisman, J. E. (1999). Minnesota handwriting assessment. The Psychological Corporation, a Harcourt assessment co.

[22] 刘鸿香、陆莉（1999）. 拜瑞—布坦尼卡视觉—动作统整发展测验（VMI）. 台北：心理出版社.

[23] 周台杰（1995）. 简明知觉动作测验. 台北：心理出版社.

[24] 洪俪瑜、张郁雯、陈秀芬、陈庆顺、李莹玓（2003）. 基本读写字综合测验. 台北：心理出版社.

致谢

本书能够付梓，要感谢许多前辈的引领入门。首先要谢谢Mary Benbow女士，她多年来致力于手功能的解剖学、肌动学（研究人体运动机制）研究，也不吝惜地把书写技巧方面的独到见解和治疗经验，与职能治疗同好分享。我有幸在1995年参与她的手功能和书写研讨会，引起了我对书写技巧训练课程的兴趣。

Charlotte Exner和Jane Case-Smith两位大师级的职能治疗师，也把她们对手部掌内操作的研究所得与后生晚辈分享。亲自聆听她们的课程更加深了我对手的灵巧度的认识。这些前辈的努力耕耘，指引我探索掌内操作的实务技巧。

万事开头难，已经取得硕士学位并远嫁美国的韵如，是本书的主要功臣，因为用心的她，感受到台湾家长及老师对书写能力的重视与无力感，所以积极地催生这本书，协助我把一卡车的资料好好整理，于出国前赶完初稿。

科技的日新月异，本来以为用数字相机把动作记录一番，就足以付梓印行。但是非专业水平的成果，让我们难登大雅之堂，于是拜托潘学贤摄影师，用专业的眼光亲自督军，指挥着一群小模特儿——奕劭、欣哲、骅修、雅淳、顺祥，终于把我想呈现的治疗方案漂漂亮亮地展现出来。这其中不断的尝试、修正，都只是希望能让读者眼见为真，切实掌握本书的精髓。

本书的完稿，要多谢翁明昊先生和吴慧雯小姐，重新编排，修编图文，费时费力，让照片、文字能够以赏心悦目的方式跃然纸上，让读者易读，让小朋友喜欢用。谨向翁明昊先生和吴慧雯小姐致上最大谢意。

我的工作伙伴，施育君、董美燕、吴怡珊、沈筠蕙、谢佩珊、萧涵云职能治疗师，不辞辛劳，一再仔细地校稿，修改、编排与补拍照片。而万芳医院的职能治疗技术长王淑真，一路陪伴、叮咛，一并在此致谢。

感谢黄美涓院长于百忙中，热心详读本书后为本书写序推荐，黄院长30多年来积极致力于儿童复健工作，总是看到她在诊间笑呵呵地鼓励父母和孩子们，衷心感谢她的热忱推荐。

期待着这本实务手册能够在这么多人大力支持下顺利出版，能够让幼儿园的老师、家长、职能治疗师、资源班老师、特教老师等关心孩子的人，对于手功能的训练，有更正确、更具体的评估方式、训练方向与实务技巧，让我们的孩子都能快快乐乐地学写字。

此外，高雄市盐埕小学陈启文、陈香吟老师的热心协助，提供详细的教学活动设计，说明如何将职能治疗师建议的促进手功能活动融合至其教学活动中，在此一并致谢。

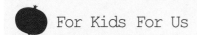

For Kids For Us

读者信箱：fazhanreader@163.com

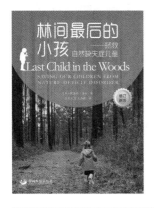

《林间最后的小孩》

作者：[美]理查德·洛夫（自然之友　王西敏　译）

"老爸，为什么你小时候比起我们现在要有趣得多？"

互联网时代造就的生活形态中，我们离开自然越来越远。这也许就是为什么，孩子们总是觉得无趣。

生活越是高科技化，我们就越需要体验自然。我们需要充分开启自己的感官，活得更加充满活力。自然经验在人的一生中如此重要，我们如何让孩子们从小构建，向大自然学谦卑，与万物做朋友？

《人的成长》　　　　　　**《新世纪的教育》**
《家庭中的儿童》　　　　**《教育与和平》**
《了解你的孩子》

作者：[意]玛丽亚·蒙台梭利

第一套完整并精确呈现蒙台梭利教育原著精髓的译本。

经过国际权威机构国际蒙台梭利协会（AMI）独家授权并严谨审核。

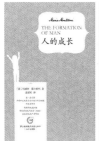 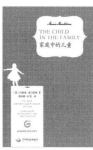 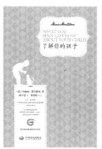 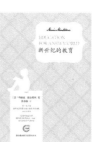 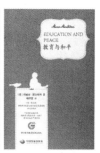

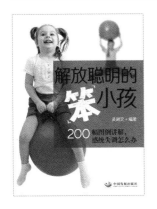

《解放聪明的"笨"小孩》

作者：吴端文

　　本书配有200余幅照片，详细介绍了怎样评估幼儿的感觉统合症状，及在家或在校可进行的感觉统合活动与游戏，以帮助发展儿童的感统能力，改善感统失调症状。书中还剖析了感觉统合的神经生物学基础，阐释了幼儿各阶段应发展、具备的能力，针对学习困难、生活自理问题、情绪与社会互动不良状况等提出发展策略，另外针对自闭症、注意力缺失多动症等提出实用的治疗方案。

《用什么撑起孩子的未来》
《认识你真好》

作者：陆　凡

　　作为父母，我们将会把孩子引向何处，未来，他能否应对错综复杂的社会及人际关系，可否承受压力并面对挑战，能否欢乐生存且具幸福感？父母要做什么，才足以撑起孩子的未来？

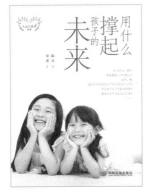

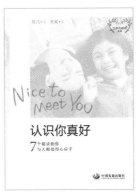